Maren & Klaus Müller-Sievers

Gesundheit ist kein Wunder

lebenslang lebenswert leben –
ohne Zivilisationskrankheiten

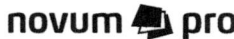

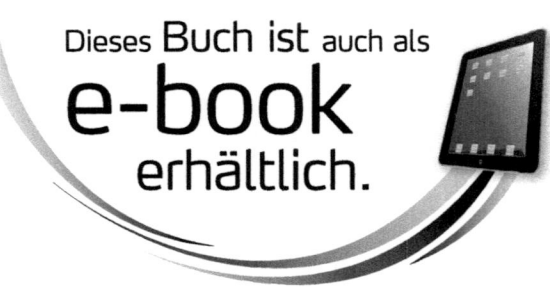

Dieses Buch ist auch als
e-book
erhältlich.

www.novumverlag.com

Bibliografische Information
der Deutschen Nationalbibliothek:

Die Deutsche Nationalbibliothek
verzeichnet diese Publikation in
der Deutschen Nationalbibliografie.
Detaillierte bibliografische Daten
sind im Internet über
http://www.d-nb.de abrufbar.

© 2015 novum Verlag

ISBN 978-3-99048-002-1
Lektorat: Dipl.-Theol. Christiane Lober
Umschlagfoto:
Jakub Krechowicz | Dreamstime.com
Umschlaggestaltung, Layout & Satz:
novum Verlag
Innenabbildungen:
siehe Bildquellennachweis S. 225

Gedruckt in der Europäischen Union
auf umweltfreundlichem, chlor- und
säurefrei gebleichtem Papier.

www.novumverlag.com

Inhaltsverzeichnis

für unsere Söhne Florian, Moritz und Philipp
– unsere größten Anhänger und kritischen Berater

Geleitwort

Der Leitgedanke des Buches basiert auf der Aussage von Hippokrates: *Lasst eure Lebensmittel eure Heilmittel sein.* Maren und Klaus Müller-Sievers haben ihre Erfahrungen und Erkenntnisse, die sie im Laufe ihres Berufslebens und besonders im letzten Jahrzehnt sammeln konnten, in einem lesenswerten Buch zusammengefasst. Die Aussagen basieren primär auf den Pionierarbeiten der Ärzte Maximilian Bircher-Benner, Lothar Wendt und Werner Kollath. Bircher-Benner zeigte, gegen die ärztliche Überzeugung seiner Zeit, dass pflanzliche Rohkost eine Heilkost par excellence darstellt. Wendt entdeckte, dass sich die Basalmembranen im Bindegewebe durch den übermäßigen Konsum von tierischem Eiweiß verdicken, und damit die Eiweißspeicherkrankheiten. Kollath entwickelte das Konzept der Vollwerternährung nach dem Grundsatz: *Lasst unsere Lebensmittel so natürlich wie möglich.*

Ein roter Faden des Buches sind die in den letzten Jahrzehnten wiederentdeckten Heilstoffe, die in ganz normalen Lebensmitteln enthalten sind und heute als sekundäre Pflanzenstoffe bezeichnet werden. Es zeigt sich, dass diese nicht nur in der Behandlung von Krankheiten wirksam sind, sondern auch das Risiko zu erkranken deutlich senken können. So kann den weitverbreiteten Zivilisationskrankheiten wie Herz-Kreislauf-Erkrankungen, Diabetes, Bluthochdruck und Krebs Einhalt geboten werden. Es hat sich gezeigt, dass die sekundären Pflanzenstoffe, die mit Lebensmitteln aufgenommen werden, besser wirken als in isolierter Form. Dabei ist das Potenzial der Vorbeugung die eigentliche Stärke der sekundären Pflanzenstoffe.

Die Autoren sprechen auch die Bedeutung weiterer Lebensstilfaktoren an wie körperliche Aktivität, Schlaf, Entspannung und Stress, die in ihrer Ganzheit die Lebensqualität bestimmen. Auch diese Erkenntnis wurde bereits vor 2 500 Jahren von Hippokrates folgendermaßen formuliert: *Eine vollwertige Ernährung, ausreichend körperliche Bewegung und Maßhalten in allen Dingen des Lebens ist das beste Rezept, um in Gesundheit alt zu werden.*

Die ansprechende und leicht verständliche Form der Darstellung der Erkenntnisse der genannten Pioniere zusammen mit den persönlichen Erfahrungen der Autoren sowie die kritischen Anmerkungen zum derzeitigen Gesundheitswesen machen den Text zu einem Lesevergnügen. Die passend ausgewählten übersichtlichen Abbildungen und die Nennung der entsprechenden Quellen bereichern das Buch.

Dem Buch wünsche ich eine weite Verbreitung, damit die heilenden und protektiven Wirkungen unserer Lebensmittel von möglichst vielen Menschen genutzt werden. In diesem Buch handelt es sich um einen Lesestoff mit Mehrwert, denn es enthält nicht nur Informationen, sondern motiviert auf eine unterhaltsame Weise zum Handeln. Alle, die zu ihrem eigenem Wohl beitragen und ihre Lebensqualität erhöhen möchten, werden von der Lektüre des Buches nachhaltig profitieren im Sinne des Untertitels *Lebenslang lebenswert leben.*

Prof. em. Dr. Claus Leitzmann
Ernährungswissenschaftler (Universität Gießen)
Leiter des wissenschaftlichen Bereichs der UGB-Akademie

Vorrede

Heutzutage erklären uns viele „Experten" – vom Professor im Fernsehen über den Hausarzt nach der Blutdruckmessung bis zum Nachbarn über den Gartenzaun – etwas über „richtige" bzw. „gesunde" Ernährung, nicht alle aber wissen darüber etwas Genaues bzw. Zusammenhängendes. Die Deutsche Gesellschaft für Ernährung redete vor Jahrzehnten noch den Amerikanern nach dem Mund, immer natürlich einige Jahre hinterdrein, wie das so in Deutschland üblich ist, wenn es um Weisheiten aus den USA geht: „Also, Leute, aufgepasst: wenig Fett und viel Bewegung." Trotz Beachtung dieser Devise wurden die US-Amerikaner im Laufe der letzten 20 Jahre immer übergewichtiger (57) und rennen dennoch weiterhin japsend mit Nike oder Adidas oder Sneakers durch Hochhaus-Schluchten ihrer Großstädte. Vielleicht doch lieber „Low Carb"? Also weniger Kohlenhydrate? Ja, was soll denn das nun wieder? Und was können wir dann überhaupt noch essen? Eigentlich bleibt ja nur noch Eiweiß übrig, also Eier (um Himmels willen, ist doch viel Cholesterin drin!), Fleisch und Wurst (oje, das viele Fett dabei!), Fisch (prima: Omega-3-Fettsäuren!) und Käse (aber mager!). In Deutschland ist es aber vor allem die Bewegung, die hochgepriesen wird, und gilt als ein Gesundbrunnen par excellence. Und so erleben wir hier seit vielen Jahren eine gewaltige Rettungsaktion: „Deutschland bewegt sich", ein Slogan, mit dem vor allem die frühere Barmer Ersatzkasse Jahr für Jahr, Heike Drechsler als Zugpferd vorneweg, durch Deutschland zieht, um auf allen Marktplätzen mehr oder weniger willige Zeitgenossen zum Mitmachen zu bewegen. Das tun denn auch alle gern, es kostet nichts, kaum Überwindung, und danach gibt es ja noch die Bescheinigung seitens der Kasse, womit doch vielleicht ein Blumentopf zu gewinnen ist. Also:

reines Showbusiness! Ändern tut's nichts: Die „Gesundheits-kosten" steigen, die Zahl der Kranken nimmt zu, die Zahl der medizinischen Reparaturversuche steigt weiter an und damit die mittlere Lebenserwartung im Rollstuhl. Ein entsprechendes, albernes Jahrmarktsgetue erlebten wir 2006 seitens der Bundes-regierung, die uns, mit der rundlichen Ulla Schmidt an der Spitze, ab und zu medienwirksam vormachte, wie man sich ordentlich bewegt, um fit zu bleiben. Na, das wär's dann auch, dreimal die Woche mit den Händen in der Luft wackeln und den Hintern im Takt vom Boden heben, alles danach im grünen Bereich mit unserer Gesundheit. Natürlich nicht so viel Fett und Cholesterin essen – und nicht vergessen (DGE): five a day! Und dann kommen abends noch schlaue Schulmediziner im Fern-sehen und künden uns von dem, was man alles so machen kann mit Apparaten, die fast alles erkennen, aber oft erst mal nicht heilen. Teuer natürlich, aber was tut man nicht alles seitens des Staates für unsere lieben Mitpatientinnen und Mitpatienten! So zum Beispiel in der Sendung des Bayerischen Fernsehens mit der Moderatorin Dr. med. A.-K. K.-N. am 3. September 2007. Da geht es um Arteriosklerose, Ursachen und Folgen. Natürlich sind es wieder mal die berüchtigten Risikofaktoren Übergewicht, Bluthochdruck, „Zucker" usw., über die langatmig geredet wird. Eigentlich ja gar nichts Neues, aber die Moderatorin guckt uns Zuschauer dennoch ganz streng an: „Na, endlich mal kapiert?" Und dann sehen die drei anwesenden Professoren verschiedener medizinischer Fakultäten (Herz- und Diätklinik an der Ruhr-Universität Bochum, Kardiologe von der Uni München und ein Sportmediziner der Uni Köln) sich Beispiel-Filme an, in denen neben anderen Patient(inn)en zwei Frauen von den arterio-sklerotischen Folgen berichten, nämlich Bluthochdruck und Herzinfarkt, die sie „überraschend" ereilten. Und zwar beides sehr schlanke Frauen, wo doch Übergewicht bei hohem Fett- und Zuckerkonsum der Verursacher sein sollte – nicht wahr, Frau Dr. med. K.-N.? Dann sehen wir noch einen älteren Herrn, der seit Jahren Hochleistungssport mit dem Fahrrad und im Hoch-gebirge betreibt, ebenfalls augenfällig schlank. Und nun Herz-infarkt. Wieso denn das? Hätte er doch nie erwartet. Doch die akademischen Herren schweigen zu diesem Phänomen Arteriosklerose bei schlanken Menschen, ja, sie übergehen es einfach mit vielen anderen Worten. Da sind natürlich „die Risikofaktoren". Das passt ja auch gar nicht in das bekannte Konzept. Also, Frau Dr. med. Moderatorin, warum stellten Sie denn gerade provokanterweise diese drei schlanken Leute vor? Obwohl doch immerzu vom metabolischen Syndrom die Rede ist, das immer auch mit Übergewicht zu tun hat. Merken Sie, lieber Leser, dann auch beim Zuschauen, dass da irgendetwas Wesentliches fehlt, nämlich die kompetente Aussage über die Ursachen? Und die gibt es tatsächlich. Wir werden im Abschnitt 2.3 darauf zurückkommen.

Gehören Sie, geneigter Interessent, vielleicht inzwischen aber doch zu den wenigen Mitmenschen, die so langsam ihre Zweifel an den vielen guten Ratschlägen bekommen? Denn die Misserfolge dieser „Experten-Aussagen" in den Medien sind abzulesen an der zunehmenden Zahl der chronischen Krankheiten und an den steigenden Kosten im „Krankheitswesen", dem hier sogenannten Gesundheitswesen. Dazu kommt, dass in zunehmendem Maße immer jüngere Menschen davon betroffen sind.

Um dem Einhalt zu gebieten, ist dieses Buch geschrieben worden. Lesen Sie, ohne Vorurteil, was wir an Erschütterndem und Revolutionärem zusammengetragen haben aus dem, was Medizin und Naturwissenschaften bereits seit Jahrhunderten dargelegt und nachgewiesen haben, was aber, aus unterschiedlichsten Gründen, meist wirtschaftlichen, im „Geheimarchiv der Ernährungslehre" verschwunden ist (6, 8). Es bringt nicht nur Neues, sondern auch Erkenntnisse, die teilweise schon vor Jahrzehnten oder sogar vor Jahrhunderten vorgelegen haben. Wir haben diese verschiedenen Forschungsergebnisse nur in einen neuen Zusammenhang gebracht, ein System neuer Ordnung hergestellt.

Die hier vorgetragenen Tatsachen sind in Tausenden von Veröffentlichungen belegt, die jedem zur Verfügung stehen. Die Alten wussten davon (Hippokrates), im 19. Jahrhundert wurden sie wiederentdeckt (die Ordnungsgesetze von Bircher-Benner), und in der neuesten Zeit belegt es die biologische Medizin (32): Unser Körper ist ein Ganzes. Es besteht ein sehr widerstandsfähiges, aber doch angreifbares, labiles, verschiebbares Gleichgewicht in ihm. Es gibt keine Krankheit, die an nur einem Punkte angreifen würde, weil etwa eine Komponente nicht in Ordnung wäre. Das wäre ein rein mechanistisches Denken, wie es sich mit Rudolf Virchow vor etwa 150 Jahren in der Schulmedizin durchgesetzt hat: der Mensch als Fahrrad, an dem entweder eine Speiche kaputt oder ein Kettenglied gebrochen ist. Das heißt dann: krank an … Nein, erst wenn das gesamte Gleichgewicht der unzähligen Wechselwirkungen in unserem Körper aus der Balance gerät, weil diese vielen miteinander verbundenen biochemischen Prozesse aus dem Takt geraten, geht es schief. Das kann Jahre dauern, unser Körper mobilisiert erst einmal alle zur Verfügung stehenden Reserven, um abzuwehren – bis zur Erschöpfung derselben. Dann erst stellt sich ein neues Gleichgewicht her: aus Gründen des Überlebens, aber auf Kosten der Gesundheit. Der Mensch hat eine chronische Krankheit. Das nennt man dann ein Adaptationsgleichgewicht (32). Stellen Sie sich ein einfaches Mobile aus z. B. nur 200 Teilen vor, ein Mobile im absoluten Gleichgewicht. Nun verliert ein Teilchen etwas an Gewicht. Schon verschiebt sich die Balance, die Gesamtlage wird unwiderruflich schief. Unser Körper könnte jetzt, anders als das Mobile, an anderen Stellen das Gewicht ausgleichen, indem er es verringerte oder erhöhte, sodass sich wieder ein, vielleicht aber auch sehr verändertes, Gleichgewicht einstellen könnte. Das bedeutet aber auch nichts anderes, als dass dieser Gesamtfunktionsverband weiterhin in der Lage ist zu existieren. Das wäre auch ein Weiterleben mit chronischen Krankheiten, die nicht zwangsläufig tödlich sein müssen. Das heißt aber nicht Rückkehr zur Gesundheit, also zu einem Leben im Sinne der Schöpfung!

Zurück zum lebendigen Verbundsystem Mensch! Wesentliche Säulen unserer biologischen Gesundheit sind aus dieser Sicht ein intaktes Abwehrsystem, ein ungehinderter Transport der Vitalstoffe durch die Membranen im Gewebe, die Freiheit von Gewebsazidose (Übersäuerung) und die geregelte Verarbeitung der „bösen" freien Radikale, vor allem im extrazellulären Raum. Und schließlich gehört dazu eine Lebensführung, die den Biorhythmen Rechnung trägt, z. B. dem sogenannten Zirkadian-Rhythmus, der alle unsere Stoffwechselprozesse, einschließlich Hormonausschüttungen, gemäß dem natürlichen Hell-Dunkel-Takt regelt.

Neben anderen Größen beeinflusst die Ernährung diese Ordnung wesentlich. Dabei gibt es entweder ein Zuviel an Widernatürlichem oder ein Zuwenig an Lebensnotwendigem.

Einleitung

Gibt es denn nicht schon genügend Bücher auf dem Markt, die sich mit Gesundheitsthemen beschäftigen? Weiß der „Apotheken-Rundschau"-Leser nicht bereits alles, was er tun und lassen muss, um bis ins hohe Alter fit zu bleiben? Ist nicht im Grunde ein Leben nach dem Lustprinzip lebenswerter, als strikte Grundsätze im ohnehin schon übermäßig strukturierten Alltag einzuhalten? Und vor allem stellt sich doch die Frage: Wer hat recht?

Was die Medizin betrifft, so weiß sie genau, welche Pille für welches körperliche Problem geschluckt werden muss. Der Patient fragt nicht nach möglichen Nebenwirkungen, liest lieber nicht die Packungsbeilage, um nicht verunsichert zu werden bzw. Zweifel zu bekommen, ob die Therapie mehr Nachteile als Vorteile bringt. Vielleicht stellt der Betroffene kurz die Frage, ob es zu dem unmündigen Schlucken des Medikaments Alternativen gibt. Hat er nicht gerade über eine Naturheilpraxis gelesen, die behauptet, Rheuma ohne Chemie zu lindern, ja, sogar in vielen Fällen zu heilen? Einen Versuch wäre es wert! Andererseits würde es Kosten bedeuten, die eigentlich die Krankenkasse übernehmen müsste. Eine Nachfrage bei dieser bestätigt den Verdacht, dass es für alternative Heilmethoden bei der besagten Praxis keine Unterstützung gibt, wenngleich der Therapeut über eine Anerkennung der gesetzlichen Kassen verfügt. Allenfalls kann der Patient einen kleinen Zuschuss bekommen. Wer lässt sich schon gern auf dieses Abenteuer ein, sozusagen die Katze im Sack zu kaufen? Da entscheidet sich der Rheumakranke dann doch lieber für die todsichere „Heilmethode" und besorgt sich die verordnete Pille in der Apotheke. Die Beschwerden bessern sich ja auch sehr bald, die Schmerzen nehmen ab, verschwinden nach ein paar Tagen konsequenter Einnahme ganz – und das für ein paar Euro Rezeptgebühr. Die Zweifel an dem Naturheiler verfestigen sich, ohne überhaupt Kontakt zu ihm aufgenommen zu haben.

Zurück zum Ausgangspunkt: Bedarf es wirklich noch eines Buches, das den Versuch unternimmt, grundlegende Erkenntnisse über krankheitsvorbeugende (präventive) Methoden zu verbreiten? Kann dieses Buch wichtige Hinweise geben, die dem bereits Erkrankten Hilfe bieten, umfassend, ganzheitlich, um einmal dieses abgenutzte Wort zu benutzen? Trägt die Lektüre dieses Textes entscheidend dazu bei, dass sich die Lebensqualität des Lesers verbessert?

Die Verfasser beantworten alle drei Fragen mit einem eindeutigen Ja! Sie haben es sich seit vielen Jahren zur Aufgabe gemacht, den Dschungel wissenschaftlicher und weniger wissenschaftlicher Erkenntnisse zu durchdringen, kritisch zu hinterfragen und Schlüsse daraus zu ziehen, die in der Heilkunde von großem Nutzen sind. Neugierige oder Mutige, die sich in ihre „Praxis für Salutogenese" getraut haben, konnten sich überzeugen, dass es sich lohnt, statt die Hand für die Pille aufzuhalten, Hand anzulegen, d. h. einen Weg zu gehen, den Heilungsprozess durch aktives Zutun zu unterstützen. Konsequent zu handeln bzw. bestimmte Lebensgewohnheiten zu ändern, verbesserte in der Regel den Gesundheitszustand schneller. Aber auch wenn einige Maximen weniger strikt befolgt wurden, verbesserte sich das Allgemeinbefinden deutlich. Es soll nicht verschwiegen werden, dass bei einigen Patienten die Methoden nicht zum Erfolg führten, sei es, dass die „compliance" der Betroffenen, also die Bereitschaft zur Mitarbeit, nicht ausreichend war, sei es, dass die Krankheit bereits so weit fortgeschritten war, dass eine Umkehr ausgeschlossen war. Zumindest ließ sich aber verhindern, dass die Symptomatik rapide fortschritt.

Mit diesem Buch möchten die Verfasser eine Anleitung geben, wie sich das Befinden bestmöglich beeinflussen lässt. Andere Einflüsse sollen dabei nicht in Abrede gestellt werden, die für unser Wohl und Wehe eine Rolle spielen und in diesem Rahmen nicht ausführlich besprochen werden können. Gewiss tragen die individuellen Gene dazu bei, ob wir eine Disposition dafür haben, dass Darmkrebs ausbricht. Umwelteinflüsse wirken sich aber wesentlich stärker aus, wie die Wissenschaft in letzter Zeit erkannt hat (72).

Der Mensch hat sein gesundheitliches Schicksal zu einem erheblichen Teil in der Hand. Hierauf möchten wir in den folgenden Kapiteln im Einzelnen eingehen, wobei wir nicht nur theoretische Grundlagen darlegen und mit Fallbeispielen veranschaulichen werden. Natürlich hoffen wir, möglichst viele Leser zu erreichen und in ihnen den Wunsch zu wecken, sich auf das Abenteuer der Salutogenese, also Entstehung (genesis) von Gesundheit (salus), einzulassen. Wir sind der festen Überzeugung, damit viel Leid ersparen zu können, die Kosten für aufwendige Therapien zu verringern und einen wichtigen Beitrag dazu zu leisten, dass das Leben nicht nur länger währt, sondern länger lebenswert bleibt.

Teil 1

Erfahrungen aus dem täglichen Leben

1.1 Ernährung ist nicht alles …

… aber ohne Ernährung ist alles nichts, meine liebe Marion[1]. Wie konntest du mich (Maren) so falsch verstehen und das offenbar über viele Jahre, die wir eng vertraut waren, wie mir schien? Es hat mich sehr getroffen, als du mir jüngst die Meinung unterstelltest, alle Krankheiten hingen allein von einer falschen Ernährung ab. Außerdem sei jeder Betroffene selbst schuld, wenn er krank werde, schließlich könne er ja wissen, was sein Körper zu sich nehmen müsse, um gesund zu bleiben. Schade, dass ich nicht deutlich genug war, schade, dass du deine Zweifel nicht schon viel eher angemeldet hast. Anscheinend habe ich es versäumt zu betonen, dass Gesundheit von mehreren Faktoren abhängig ist, was wir mit dem Begriff „ganzheitlich" im Rahmen unserer Praxisarbeit begrifflich zu fassen versuchten.

Als Erstes möchte ich die Psyche nennen. Ohne eine halbwegs gesunde Psyche kein halbwegs gesunder Körper. Mich mit diesen Inhalten zu beschäftigen, hat mein halbes Leben ausgemacht, falls du das weißt, meine liebe Marion. Mit psychisch geschädigten Menschen therapeutisch zu arbeiten, war mir schon vor vielen Jahren ein inneres Anliegen gewesen, lange bevor ich mich so intensiv dem Thema Ernährung widmete. Und das eine hat das andere nie ersetzt. Im Gegenteil: Für jedes Individuum, ob krank

---

1 Alle im Buch benutzten Vornamen angesprochener Personen sind frei erfunden.

oder gesund, gilt: Körper und Seele bilden eine Einheit, die bei jeglicher Art von Behandlung berücksichtigt werden muss.

Wenn du von mir also nun wissen willst, ob unsere Freundin sich „richtig" ernährt, und ich dies infrage stelle, muss das doch nicht bedeuten, ihr ganzes Unwohlsein hinge ausschließlich mit einer falschen Ernährung zusammen, oder?

Warum nimmt nun aber die Ernährung bei unseren Studien in den letzten Jahren einen so breiten Raum ein? Das hängt zum einen damit zusammen, dass Klaus und ich vor einigen Jahren für uns eine „Schnittmenge" unserer so grundverschiedenen beruflichen Tätigkeiten fanden. Die gemeinsame Ausbildung zum Gesundheitsberater in Lahnstein, die schwerpunktmäßig Themen der Ernährung vermittelte, setzte bei uns beiden den Anfang für einen bis zum heutigen Tage andauernden Wissenshunger zum Thema „biologische Zusammenhänge unserer Körperfunktionen".

Der tägliche Gedankenaustausch erweitert einerseits unser Wissen, zeigt uns aber auch, wie begrenzt die Erkenntnisse auf biologisch-medizinischem Gebiet immer noch sind. Bei der Arbeit mit unseren Patienten machen wir uns die Lehre von so genialen Wissenschaftlern wie Werner Kollath, Maximilian Bircher-Benner oder Lothar Wendt zunutze, um nur einige zu nennen. Die meisten Menschen lassen sich durch den Wust an Informationen über Gesundheit bzw. Krankheit verunsichern, sodass sie nach irgendeinem Heilaspekt greifen, der ihnen ins Konzept passt. So müssen wir es immer wieder erleben, wie einer meiner Sportfreunde an die positive Wirkung von Gummibärchen glaubt, die er sich in kurzen Abständen während des Tennisspielens zuführt, weil Kraft und Konzentration nachlassen oder weil der Gelatine in diesen Tierchen nachgesagt wird, dass sie wichtige Stoffe für den Knochen beinhalte. Solange sich bei ihm keine signifikante Verbesserung seiner Bewegungs- bzw. Leistungsfähigkeit einstellt, wird er mich nicht von seinem Allheilmittel überzeugen können, obwohl er es immer wieder aufs Neue versucht, indem er mir von dem reichlichen Vorrat aus seiner Sporttasche anbietet.

Warum hält der Mensch fest, an etwas zu glauben, was ihm nicht weiterhilft? Was hindert ihn daran, sich mit Hintergründen und Zusammenhängen zu beschäftigen, die ihm über manchen fundamentalen Ernährungsfehler die Augen öffnen würden? Da drängt sich die Frage auf: Ist uns die Gesundheit wirklich so wichtig? Wir wollen nicht krank sein, und wenn wir uns ein „gesundes neues Jahr" wünschen, fragt sich dann ernsthaft jemand, was er dazu tun kann, um sich seine Gesundheit zu erhalten bzw. sie wiederzuerlangen? Er legt dies in die Hand eines Anderen: Gottes oder der Halbgötter in Weiß. Allenfalls nimmt er sich vielleicht noch vor, im neuen Jahr weniger Alkohol zu trinken oder mehr Sport zu treiben.

Apropos Sport: Bewegung – ein weiterer, unbestreitbar wichtiger Aspekt für eine krankheitsvorbeugende Lebensweise. Sollten wir das im Zusammenhang mit allen bislang geführten Gesprächen über Gesundheit noch nicht klar gesagt haben, so möchten wir es hiermit in aller Deutlichkeit tun. Unser Versuch, mit gutem Vorbild voranzugehen und vermeidbare Autofahrten in einem zugegeben kleinen Umfeld mit dem Fahrrad oder zu Fuß zu bewerkstelligen, fand bislang nur wenige Nachahmer. Zwar gestehen uns einige unserer Freunde, die uns sogar größere Einkäufe auf dem Fahrrad transportieren sehen, dass sie „mit ganz schlechtem Gewissen" an uns vorbeigefahren seien – im Auto. Aber wollen wir denn deren fleischgewordenes Gewissen sein? Das bereitet nicht nur dir, liebe Karin, sondern auch uns ungute Gefühle. Wenn ich dir aber irgendwie helfen könnte und es dir ein wahrhaftes Anliegen sein sollte, die Umwelt ein klein bisschen weniger zu belasten und deiner und unser aller Gesundheit Gutes zu tun, dann bin ich dabei. Ich möchte dir zeigen, wie viel Spaß es macht, von Trautheim nach Darmstadt durch den Wald zu radeln, und das selbst bei „durchwachsenem" Wetter. Zugegeben, bei Regen wird es dir am Anfang nicht gleich so gefallen, das Zweirad zum liebsten Gefährt zu machen.

Sportliche Bewegung ist wahrhaftig eine segensreiche Sache, die jedermann auch ohne großen Aufwand betreiben kann, schon wenn er Fahrstühle und Rolltreppen meidet, was sehr häufig noch möglich ist. In Darmstadt gibt es jetzt allerdings ein Sportgeschäft, in dem man sich nur noch per Rolltreppe in ein anderes Stockwerk begeben kann. Ein tägliches Bewegungsprogramm gehört anerkanntermaßen nicht nur zur Prävention zivilisationsbedingter Erkrankungen, sondern hilft auch, die Laune zu verbessern. Die positiven Auswirkungen auf den Hormonhaushalt wie auch der Nutzen für Psyche und Körper insgesamt sind unbestritten, und diese Aspekte werden ja auch von Krankenkassen lautstark proklamiert. Fitnessstudios sind in den letzten Jahren wie Pilze aus dem Boden geschossen. Die Kosten hierfür, häufig recht beträchtlich, wurden eine Zeit lang von einigen Krankenkassen voll übernommen. Wenn nicht, ist der gutwillige Übergewichtige oder Bluthochdruck-Kranke auch gerne bereit, hierfür aus eigener Tasche zu zahlen. Bewegung, so wird uns suggeriert, sei also alles. Auch die beinahe täglich in den Tageszeitungen abgebildeten Gymnastikgruppen, die heute allerdings oft unter anderem Namen laufen wie Tai-Chi, Qi-Gong, Aquajogging u. ä., geben dem Leser das Gefühl, etwas zu verpassen und seine Gesundheit zu vernachlässigen, wenn er sich nicht so einer Gruppe anschließt oder einen Jahresvertrag in einem Sportstudio abschließt. Simple Bewegungsabläufe auf einer Matte in den heimischen vier Wänden oder per Fahrrad verlocken nur wenige. Da werden lieber schnell die Brötchen per Vierrad-Antrieb geholt, um sich später im modischen Outfit der Jogging-Gruppe anzuschließen. Im Jahr 2006 startete ja, wie bereits erwähnt, die größte Krankenkasse Deutschlands die Kampagne „Deutschland bewegt sich", was starkes Echo bei der Bevölkerung fand. Als wir uns an der Aktion mit einem, in unseren Augen ebenfalls wichtigen, Thema beteiligen wollten, wurde uns hierfür kein Forum gegeben. Schade, dass Ernährung weder bei der Prävention und noch weniger als Chance zur Heilung einen Stellenwert hat. Die Informationen, sich ausgewogen zu ernähren, täglich Obst und Gemüse in den Speiseplan einzubauen und den Fettverzehr einzuschränken, kommen einem ohnehin zu den Ohren heraus. Wer lebt nicht schon lange nach diesen Prinzipien, von „einigen Ausnahmen" einmal abgesehen?

„Wohl die meisten Menschen mit diesem Vorhaben schaffen es kaum, konsequent zu bleiben. Andere wiederum verfolgen ihre Absicht mit besonders starker Willenskraft, was in extremer Ausprägung als krankhaft gilt" (Darmstädter Echo, 2.1.2008). Und einen Namen haben die Mediziner für diese armen Kreaturen auch gefunden: „Orthorektiker" (warum in Anführungsstrichen?) heißen Menschen, die auf richtiges = „gesundes" Essen fixiert sind. Da stellt sich uns die Frage: Wo sind sie? Wer sind sie? Wie viele gibt es von dieser Sorte, dass sie es wert sind, mit einem Artikel auf der Seite „Medizin und Gesundheit" unserer Tageszeitung erwähnt zu werden? Aha, einen Absatz später erfährt man es: Vegetarier oder Veganer (sie machen noch immer nur um die 5 % der Bevölkerung aus), bei denen der Berichterstatter Mangelerscheinungen festgestellt haben will. Gesundheits- und Ernährungsberater unterstützen dies auch noch und tragen, neben Lebensmittelskandalen, zur Verunsicherung des armen Lesers bei. So weit ein Auszug aus einem Artikel im „Darmstädter Echo". Für uns als Betroffene (Vegetarier und Gesundheitsberater) fing das Jahr in der Presse schon wieder gut an. Und dabei hatten wir gerade vor, jemanden aus der Redaktion für uns und unsere Praxisarbeit zu gewinnen, damit dieser einen glühend mitreißenden Bericht schriebe, der uns weit über die Darmstädter Stadtgrenzen hinaus bekannt machen würde (hahaha!). Er käme ins Staunen, zwei Menschen anzutreffen, die das mittlere Lebensalter längst hinter sich gelassen haben und, statistisch betrachtet, wenigstens eine der vielfältigen Zivilisationskrankheiten, wenigstens ein „Zipperlein", ihr eigen nennen müssten. Stattdessen verfügen beide noch immer über eine ungebrochene geistige und körperliche Spannkraft – und das trotz jahrelanger „einseitiger" vegetarischer Kost. Übrigens: Die selbst auferlegten „Restriktion" erleben wir als vielfältige, ja geradezu wollüstige Gaumenfreude.

1.2 Hunger – ein Gefühl aus alten Zeiten

Wer in unserer heutigen zivilisierten Gesellschaft kennt noch echte Hungergefühle? Dabei sollten wir uns eher darüber freuen, denn statistisch gesehen, sind die meisten Menschen jenseits des fünfzigsten Lebensjahres übergewichtig und damit nicht gerade glücklich (vgl. Abschnitt 3.2). Die Devise könnte also lauten: „Hunger ist mein bester Freund!", denn er hilft mir, überschüssige Pfunde zu verlieren. Einschlägige Empfehlungen plädieren jedoch dafür, lieber häufiger kleine Mahlzeiten zu sich zu nehmen, um nicht nach mehrstündiger Nahrungskarenz heißhungrig reinzuhauen. Das heißt aber auch, dass die Verdauungsorgane ständig etwas zu tun bekommen, und wenn es nur ein Apfel („der macht doch nicht dick") oder ein Bonbon ist. Wie sich jedoch oftmals zeigt, nimmt man damit nicht ab, allenfalls hält man sein Gewicht, obwohl man eigentlich den ganzen Tag kaum etwas gegessen hat. Bircher-Benner, ein Schweizer Arzt (1867–1939), dem heute leider kaum noch Beachtung geschenkt wird (vgl. Abschnitt 2.1), empfiehlt zwei, maximal drei Mahlzeiten pro Tag und dazwischen eine strenge Nahrungskarenz. Nur so haben die Verdauungsorgane eine Chance, sich zwischendurch zu erholen, um sich zu gegebener Zeit ausgeruht und kraftvoll an ihre Arbeit zu machen. „Wem soll man denn nun glauben?" Diese im Zusammenhang mit Ernährungsthemen immer wieder gestellte Frage beantwortet sich angeblich von selbst: „Niemandem! Höre nur auf deine innere Stimme, und du bist bestens beraten."

Doch leider ist dem nicht so, da das Verlangen nach bestimmten Nahrungsmitteln, nach denen es uns gelüstet, für unsere Stoffwechselprozesse nicht unbedingt empfehlenswert, wenn nicht gar schädlich ist. Denken wir doch einmal zurück zu den Anfängen der Menschheitsgeschichte, als es noch keine Supermärkte gab: Die Suche nach Nahrung gestaltete sich schwierig, und es war durchaus nicht immer ausreichend zu essen da. Ähnlich erlebten es die Menschen in Kriegszeiten, was schlimmste Erinnerungen hinterließ. Die Generation, die den „Steckrübenwinter", die große Hungersnot 1916/17, mitmachte, stirbt langsam aus. Zeitgenossen, die Hunger im Zweiten Weltkrieg oder danach erlitten, gibt es noch genug. Es ist nachvollziehbar, dass Hunger in ihren Augen etwas Bedrohliches hat, etwas, was man auf gar keinen Fall noch einmal erleben möchte, koste es auch die Gesundheit.

Bei dem Wort Hunger kommen uns Bilder von KZ-Häftlingen am Tag ihrer Befreiung 1945 vor Augen. Diese grauenhaften Zeugnisse von Menschen, die Wochen, Monate, Jahre hungerten und zuletzt nur noch aus Haut und Knochen bestanden, mögen bewusst oder unbewusst Ängste vor Nahrungsmangel auslösen. Zumindest möchten wir dieses ungute Gefühl Hunger gar nicht erst aufkommen lassen. Lieber noch vor dem Theaterbesuch eine Schnitte essen, bevor der Magen bei der Veranstaltung knurrt. Haben Sie schon einmal neben einem Mann mit knurrendem Magen „Don Carlos" gesehen? Vorsichtshalber noch etwas zu sich zu nehmen, bewahrt den Nachbarn vor solch akustischer Belästigung. Vorbeugend für die zweite Halbzeit werden aber auch in der Pause große Brezeln angeboten, wenn man nicht sogar einen kleinen Imbiss vorbestellt hat, der einen ganz sicher vor Hungerempfindungen innerhalb der nächsten Stunde bewahrt. Apropos Brezeln: Sie haben sich flächendeckend über ganz Deutschland ausgebreitet, erfreuen sich sowohl beim zahnlosen Kleinkind als auch beim Gebiss tragenden Greis größter Beliebtheit. Mütter, die Kinderwagen schiebend durch die Städte hetzen, haben nichts Eiligeres zu tun, als ihrem kleinen Liebling ein Stück Brezel zwischen die Fingerlein zu stecken. Der Wonneproppen ist damit für eine Zeit lang ruhiggestellt, und Mutti spart unter Umständen das lästige Zubereiten einer ganzen Mahlzeit ein. Die „besorgte" Mutter lässt allerdings bei der Nahrungsaufnahme ihres Sprösslings oft keine Pause aufkommen und füttert, kaum zu Hause angekommen, gleich ein Gläschen „Alete". Wohlgemerkt: Es soll hier nicht der Eindruck erweckt werden, Kinder müssten öfter mal hungern, obwohl unübersehbar ist, dass die Anzahl übergewichtiger Kinder steigt. Wird der Grundstein womöglich schon damit gelegt, dass der junge Erdenbürger gar keinen echten Hunger mehr kennenlernt?

Essen dient heute weniger dazu, die Stoffwechselprozesse in Gang zu halten. Essen ist eher dazu da, Langeweile zu vertreiben, Stress abzubauen, Trost zu spenden oder ästhetische Erlebnisse zu haben. Das verblüffte uns in letzter Zeit bei Restaurantbesuchen mit Freunden. Man geht nicht ins Gasthaus, um den Hunger zu stillen, den man gar nicht kennt, sondern vielmehr, um eine übersichtliche Anzahl von Nahrungsbrocken in gefälliger Anordnung als Kunstwerk wahrzunehmen: Mein Gott, wie primitiv, mit Hunger ins Lokal zu gehen!

1.3 Seit wann haben Pestizide Kalorien?

Was macht eine Mutter, wenn ihr Baby schreit? Sie füttert es, weil ihre Umgebung ihr klarmacht: das Kind hat Hunger! Und welche Mutter möchte mit dem Gefühl leben, ihr Baby mangelhaft zu ernähren? Besorgte Eltern machen sich Gedanken, wie sie ihren Sprössling optimal aufziehen, wollen möglichst alle Fehler vermeiden, die es bei der Versorgung zu begehen gibt. Die folgende Geschichte zeigt, welche Widerstände sie überwinden müssen, wenn sie sich gegen die üblichen Meinungen durchsetzen wollen.

Die Mutter Karola wird in absehbarer Zeit ihren zweiten Sohn per Kaiserschnitt bekommen. Sie möchte nicht stillen (eine eher bedauernswerte Tatsache, auf die hier aber nicht näher eingegangen werden soll), sie hat sich für eine mit möglichst wenig Schadstoffen belastete Bio-Säuglingsmilch entschieden und teilt dies vorab ihrer Hebamme des Krankenhauses mit, in dem sie entbinden wird. Über deren Reaktion ist sie entsetzt: „Wenn Sie das wollen, müssen Sie selber sehen, wie und wo Sie die Nahrung zubereiten. Wir haben hier nur vorgefertigte Flaschen. Eine Umstellung von einer Nahrung zur anderen ist schlecht, da das Kind davon starke Blähungen bekommen kann. Auf Ihre Verantwortung!" Die verunsicherte Karola ist nun doch geneigt, die „vorgefertigte Nahrung" des Krankenhauses zu akzeptieren, bis ihr schließlich wieder Zweifel kommen und sie an die ihr einleuchtenden Vorzüge des Bioprodukts denkt. Sie ist bereit, den Kampf mit Hebamme und Schwestern aufzunehmen – zum Wohle ihres Kindes. Doch sie hat doppelt Glück: Der Sohn kommt gesund mit einem Gewicht von 4 600 g zur Welt, ein „Prachtkerl", der seiner Entwicklung schon weit voraus ist. Und sie hat außerdem Glück, dass das Krankenhauspersonal, das zu diesem Zeitpunkt seinen Dienst versieht, Verständnis für ihre Sonderwünsche hat. Klein-Lorenz verträgt die Nahrung bestens, und wenn ihm auch Muttermilch lieber gewesen wäre, so schmeckt die Biomilch ihm so gut, dass er bald die doppelte Menge verlangt – mit dem Ergebnis, dass er nach drei Wochen Erdendaseins schon bereits „auf dem Entwicklungsstand eines drei Monate alten Säuglings" ist. Die besorgten Großeltern warnen: „Reduziert die Kalorienzufuhr, füttert zwischendurch Tee, da sonst die Gefahr besteht, dass der Kleine übergewichtig wird!" Außerdem wissen die gut informierten Großeltern, dass die Akzeleration der kindlichen Entwicklung mit der Beschleunigung des Alterungsprozesses einhergeht. Die rasche Gewichtszunahme, die in den ersten Lebensmonaten als besondere Vitalität gedeutet wird, hat also ihren Preis. Was früher als gesund und völlig normal galt, dass nämlich ein Neugeborenes in den ersten ein bis zwei Wochen an Gewicht verliert, gilt heute offenbar als beängstigend. Es stellt sich heraus, dass unser kleiner Wonneproppen von gut viereinhalb Kilo Geburtsgewicht etwa das Doppelte dessen an Milchpulver benötigt, was die Packungsvorschrift angibt. Als die vorsichtige Mutter beim medizinischen Personal nachfragt, was zu tun sei und warum das Kind so viel mehr verlange, erhält sie zur Antwort, der Grund dafür sei diese spezielle Nahrung. Mit anderen Worten: Konventionell hergestellte, mit Pestiziden, Hormonen, Antibiotika belastete Milchpulver sättigen mehr. Vielleicht machen diese wirklich schneller satt, weil sie einfach schlechter schmecken. An der Kalorienzahl jedenfalls liegt es nicht, wie sich die Großeltern überzeugten, indem sie die Zutatenliste der gängigen Säuglingsnahrung studierten. Der jeweilige Eiweiß-, Fett- und Kohlenhydratgehalt unterscheidet sich geringfügig. Ihnen drängt sich also der absurde Verdacht auf, dass dann wohl der Gehalt an Schadstoffen den Sättigungsgrad erhöhen müsste. Für unsere Karola bedeutet dies: tiefer in die Tasche greifen, da ja Bioprodukte auch noch teurer sind als alles, was sich so auf dem Markt großer Beliebtheit erfreut.

1.4 „An irgendwas müssen wir ja doch alle sterben"

Mit dieser Aussage kommentierte unser Freund Hans die von uns dargelegten Zusammenhänge zwischen dem heutigen Lebensstil und den zunehmenden „Zivilisationskrankheiten". I r g e n d - w a s – das muss man sich richtig auf der Zunge zergehen lassen und sich dabei die traurigen Tode vorstellen, die unsere Mitmenschen häufig erleiden. Aus unserem Freundeskreis hörten wir in den letzten Jahren folgende Diagnosen: Brustkrebs, Eierstockkrebs, Lungenkrebs, Leukämie, Nierenkrebs, Pankreaskarzinom, Speiseröhrenkrebs, Uteruskarzinom, Morbus Wegener und Herzinfarkt. Diese Menschen haben wir auf dem Weg in den Tod begleitet, ein trauriger, schrecklicher, qualvoller Weg. Vierzehn Tage vor ihrem Tod fragte uns Else, die an Eierstock-Krebs erkrankt war: „Wie stirbt man denn?" Eine Frage, die uns sprachlos machte. In den Jahren zuvor, als Elses Knochengerüst deutlich Schäden aufwies, fragte sie nicht: „Was kann ich tun, damit die Beschwerden nicht schlimmer werden?" In jüngeren Jahren war Else eine sehr sportliche Frau gewesen, hatte gern Tennis gespielt, war gewandert und hatte sich insgesamt überdurchschnittlich viel bewegt. Auf einmal bekam sie Schmerzen in der Hüfte, die immer mehr zunahmen, ihr schließlich das Tennisspiel verboten und sie nur noch nach Einnahme eines Schmerzmittels mit uns wandern ließen. Auch die Hände wurden unbeweglicher, die Knöchel verdickten zusehends. „Das hab ich von meiner Mutter geerbt", meinte sie dazu und mochte keinen Gedanken an eine Veränderung ihrer Essgewohnheiten verschwenden. Ein Buch über den Zusammenhang von Ernährung und rheumatischen Erkrankungen (49) liehen wir ihr eines Tages aus in der Hoffnung, damit einen Denkanstoß zu liefern. Zu diesem Zeitpunkt war unser missionarisches Bedürfnis noch ungebrochen. Beim nächsten Treffen legte Else das Buch kommentarlos auf unseren Tisch. Offenbar hatte sie es nicht gelesen, oder sie wollte sich auf keine inhaltliche Diskussion einlassen.

Die erste Hüftoperation stand an. Die Schmerzen ließen sich mittlerweile nicht mehr mit Medikamenten beherrschen, Nebenwirkungen wurden lästig. Gemeinsame Wanderungen mussten nun für einige Wochen auf Eis gelegt werden. Die OP verlief nach Plan, auf den Krankenhausaufenthalt folgte noch eine dreiwöchige Reha (alles auf Kosten der Solidargemeinschaft!). Danach war Else glücklich, konnte sie doch nun wieder, wenn auch noch an Krücken, schmerzfrei laufen. Aber es verging kaum ein Jahr, da tat die andere Hüfte weh. Unsere Hoffnung, in absehbarer Zeit mal wieder eine zünftige Odenwaldwanderung zu unternehmen, schwand – und sie sollte tatsächlich für immer schwinden. Etwa ein Jahr nach der ersten Hüft-OP musste die zweite erfolgen. Die Hände konnten keine Kartoffeln mehr pellen und hatten ein groteskes Aussehen durch die Verdickungen an den Fingergelenken bekommen. Unsere Wanderfreundin war immer noch guten Mutes, verlief doch auch die zweite OP an der Hüfte komplikationslos. Mindestens zehn Jahre würde sie mit den künstlichen Hüftgelenken leben und laufen können, meinte sie. Dennoch – aus unserem Wandern wurde nichts mehr. Else erkrankte kurze Zeit darauf an Ovarialkarzinom. „Wieso ich? Ich hab doch immer so auf die Gesundheit geachtet, jeden Morgen frisch gepressten Saft getrunken und mich immer viel an frischer Luft bewegt." Die Hoffnung, dass der Krebs ent-

fernt werden könnte und sie nach Bestrahlungen und Chemo-
therapien wieder gesund würde, war groß. Über Wochen und
Monate erstreckte sich die Behandlung. Sie verlor alle Haare,
trug eine Perücke, und jetzt konnte man ihr ansehen, dass sie
schwer krank war. Sie musste noch einige Wochen leiden und
ging vierzehn Tage nachdem sie die Frage „Wie stirbt man
denn?" an uns gestellt hatte, jämmerlich zugrunde.

Recht hast du, Hans, an irgendetwas müssen wir ja schließlich
alle sterben! Aber muss das so langwierig und qualvoll sein?

1.5 „Papi, gibt es Menschen, die Fleisch essen?"

In diesem Satz steckt so viel! Er stammt von einem kleinen
Mädchen, das in einer Vegetarier-Familie aufwächst. Er macht
deutlich, wie undenkbar es für ein kleines Menschenwesen sein
kann, ein Tier, das es als Kuscheltier kennenlernt oder als zu
bestaunendes Zootier von der Erwachsenenwelt vorgeführt bekommt, essen zu müssen. Manche Kinder haben das Vergnügen,
Ferien auf dem Bauernhof zu erleben, wo ihnen meist noch
nicht klar ist, dass die Kühe, Schweine, Schafe, Ziegen oder
Hühner reine Nutztiere sind, die sich der Mensch zum Verzehr
züchtet und nicht, damit kleine Kinder ihre Freude daran haben.
Gerade das macht sich aber der kluge Bauer dann oft zunutze,
wenn er Familien auf seinen Hof lockt, damit sie sich an seinem
„goldigen" Getier erfreuen, und er es ihnen abends als leckeren
Braten kredenzt. Kinder durchschauen das oft sehr lange nicht.
Wenn sie aber erkannt haben, dass das Schnitzel, in Panade ge-
hüllt, von einer Sau stammt, deren Spezies sie kurz zuvor mit
ihren säugenden Kleinen bewundert haben, dann lehnen sie
spontan ab, etwas „Lebendiges" zu essen. Den meisten Eltern
gelingt es allerdings, ihre Nachkommen zu überreden mit Argu-

menten wie: „… damit du groß und stark wirst" oder „Mami und Papi essen das leckere Wurstbrot doch auch" oder „Tiere werden dafür gezüchtet, dass der Mensch sie schlachtet". Was bleibt den armen Kindern übrig, als sich in ihr Schicksal zu fügen und Gulasch, Schnitzel oder Schinkennudeln zu verzehren, zumal es ihnen meistens schmeckt und ihnen keine leckeren Alternativen angeboten werden? Sie wachsen also in dieser Schizophrenie auf: Sonntags Streichelzoo, ein geliebtes Kaninchen als Geburtstagsgeschenk – auf ihrem Teller landet ein nicht wiederzuerkennendes Teil davon.

Unser ältester Sohn wurde stutzig – er war wohl vier oder fünf Jahre alt –, als er genüsslich an einer Putenkeule nagte und uns unvermittelt nach dem Ursprung dieses ihm bis dahin noch wohlschmeckenden Etwas fragte. Wir erklärten ihm natürlich aufrichtig, dass die Keule der Schenkel eines großen Vogels sei, in diesem Moment noch nicht ahnend, was wir damit bei ihm auslösten. Von Stund an weigerte er sich, irgendetwas vom „toten Tier" zu sich zu nehmen, und Mutter hatte ein Problem. Die bis dahin mit Bedacht ausgewählte „ausgewogene Mischkost" konnte sie vergessen. Anfangs noch versuchte ich, ihn mit Würstchen und Fischstäbchen zu überlisten, damals in dem guten Glauben, dass diese tierischen Produkte für das Gedeihen unseres Sohnes unabdingbar wären. Aber auch damit ließ er sich bald nicht mehr abspeisen, fragte bei allem, was ihm verdächtig schien, woraus es hergestellt worden sei. Es blieb also nichts anderes übrig, als ihn ohne totes Tier zu ernähren. Ich sah mich damals ziemlich alleingelassen, griff von nun an zu jedem Reformhaus-Heft und las alles, was ich über fleischlose Ernährung finden konnte. Ich glaubte, verstanden zu haben, dass man das Fleisch durch Eier und Milchprodukte ersetzen kann, ohne irgendeinen Mangel zu erleiden. Unser Sohn gedieh auch gut, was mir Recht zu geben schien und den vielen Zweiflern, die mich verunsicherten, Einhalt gebot. Doch noch im Vorschulalter manifestierte sich bei unserem Sohn ein heftiger Heuschnupfen, der ihn über viele Jahre quälen sollte. Uns war einerseits klar, dass er erblich von zwei Großvätern belastet war, aber ich wollte mehr wissen und weitere Gründe für die Auto-immunschwäche bei unserem Hausarzt erfahren.

„Könnte es sein, dass er Mangelerscheinungen hat, die sich mit entsprechender Ernährung beheben lassen?", stellte ich ihm die Frage, noch nicht sicher meiner selbst, dass ich ernährungsmäßig bereits alles richtig machte.

„Nein!", wehrte er heftig ab. „Mangelerscheinungen gibt es in unserer zivilisierten Welt nicht mehr."

Damit habe ich mich abspeisen lassen, andererseits ihm nicht recht Glauben schenken können. Für mich war das ein Schlüssel-erlebnis, das in mir den unwiderstehlichen Wunsch hervorrief, mich mit Themen der Medizin zu beschäftigen. Gleichzeitig hat es meinen Glauben an die „Allmacht" der Ärzte schwer er-schüttert, und ich nahm mir vor, nicht mehr jedes Antibiotikum zu schlucken, nur weil dem Medizinmann nichts anderes als Therapie eingefallen war. – Zurück zu unserem Sohn: Florian aß täglich ausgewogene Mischkost, ohne totes Tier, aber mit einem recht hohen Anteil an tierischem Eiweiß in Form von Quark, Joghurt und Frischmilch, die wir damals noch unpasteurisiert vom Bauernhof holen konnten.

Als mir eine Freundin „Mein neues Kochbuch" von Barbara Rütting (61) empfahl, das ich mir sofort besorgte, machte ich in meinen Kenntnissen über Ernährung einen Quantensprung nach vorn. Ich liebte dieses Kochbuch und liebe es heute immer noch. Die Autorin schreibt in einem lockeren Stil, mischt Wissens-wertes mit kleinen Geschichten aus ihrem Leben und überzeugt vor allem mit ihrer beeindruckenden Tierliebe. Die Fotos in ihrem Buch legen Zeugnis davon ab, mit wie viel Herz sie selbst, einst Fleischesserin, zur Vegetarierin wurde. Ich hatte auf einmal ein viel tieferes Verständnis für meinen kleinen, klugen Sohn.

Inzwischen hatten unsere beiden anderen Söhne die Familie fünfköpfig gemacht, was die Versorgungssituation für mich als Mutter nicht unbedingt erleichterte. Zum Zeitpunkt ihrer Ge-burt und einige Jahre danach hatte ich noch nicht hundertpro-zentig die Überzeugung gewonnen, dass fleischlose Kost tatsächlich vollwertig sein könne, und bot ihnen konventionelle Mischkost (ausgewogen?) an. Unser Ältester, der es nicht ertrug, seinen kleinen Bruder das von Menschenhand getötete geliebte Tier essen zu sehen, bearbeitete ihn so lange, bis auch dieser alles Fleischerne kategorisch ablehnte. Der Jüngste orientierte sich noch an den Eltern und bekam von deren Tellern verschämt ein paar Scheibchen Hühnerschnitzel, bis auch er eines Tages, von einem gemeinsamen Aufenthalt bei den Großeltern in Norddeutschland zurückgekehrt, energisch zu verstehen gab: „Wisst ihr nicht, dass ich Vegetarier bin?", als wir ihm etwas von dem „toten Tier" auf den Teller legen wollten. Auch er war damals vielleicht vier oder fünf Jahre alt. Von nun an und für alle folgenden Jahre, die unsere Söhne bei uns aufwuchsen, stand fest: Essen nur noch ohne Fleisch, Fisch und alles weitere Getier, das der Mensch sich zu etwas Genießbarem kocht, brät und würzt.

1.6 Mein Traum

Ich (Maren) bin unterwegs mit einem befreundeten Paar, wir haben alle Hunger und machen eine Art McDonald's ausfindig. Meine beiden Begleiter bestellen sich einen sogenannten Burger mit Schinken und Würstchen. Die Bedienung versteht wohl, dass alle drei dies geordert haben, und bereitet mit geübten Handgriffen diese Monster, bestehend aus einem aufgeschnittenen amerikanischen Schwamm, gefüllt mit ein paar Salatblättern, einem Alibi-Tomatenstückchen (um dem Ganzen den Anschein zu geben, es wäre gesund), zugedeckt von einer überlappenden Scheibe gekochten Schinkens mit einem fingerbreiten, weißen Fettrand, und darauf liegt ein dunkelbraunes Würstchen, das nach zwei Seiten herunterhängt. Über diese „Köstlichkeit" ergießt sich noch eine rötliche, wohl stark gewürzte süße Soße, die das Ganze geschmacklich aufwerten soll. Als mir klar wird, dass eine dieser Kreationen mir zugedacht ist, frage ich, ob es auch etwas Vegetarisches gebe. Die Buffetfrau schaut etwas hilflos, hat aber wenigstens nicht den Einfall, das Würstchen und den Schinken aus „meinem" Ding herauszunehmen, was ich auch nicht akzeptiert hätte. Sie meint dann entschuldigend, darauf sei ihre Küche nicht eingestellt, was für mich nichts anderes bedeutet, als hungrig bleiben zu müssen.

Dieser Traum beschreibt etwas drastisch, wie es einem Vegetarier häufig in hiesigen Gaststätten ergeht. O, nein, das ist ungerecht, bietet doch heute jedes Restaurant Gerichte ohne Fleisch an! In den ländlichen Odenwälder Lokalen findet man jeweils Hand- und Kochkäse mit oder ohne „Musik". Beim Italiener gibt es neben einem mehr oder weniger soßenfreien und entsprechend geschmacksneutralen Salat immerhin Pizza Margherita oder diverse Teigwaren, mit etwas Gemüse garniert. Die Türken kennen sich in der vegetarischen Küche recht gut aus und stellen auch geschmacklich befriedigende Produkte her. Ach, und auch der Chinese leistet etwas auf diesem Gebiet. Also, genau genommen, kommen Vegetarier hier in Deutschland, wenn auch eher bei Ausländern, gut auf ihre Kosten. Und dennoch: Nach jahrelangem Studieren unzähliger Speisekarten in deutschen Landen fällt es schwer zu glauben, was uns unsere lieben Mitmenschen weismachen wollen. Sie äßen nur noch gaaanz wenig Fleisch: „... auch wir essen kaum Fleisch." Ja, wo gibt es nur dieses „Kaum-Fleisch"?

Manchmal essen die Mitmenschen allerdings Fisch in der Hoffnung, dass dieser einen berechtigten Platz auf ihrem Teller einnehmen könne, wohl wegen der empfohlenen Omega-3-Fett-säuren. Restaurants erfreuen sich aber nach wie vor großer Beliebtheit, die Menschen gehen trotz aller Wirtschaftskrisen immer noch häufig auswärts essen, die fleischlastigen Speisekarten sind ausführlicher denn je. Wie muss ich, kann ich das verstehen? Als ich einem Freund diese meine Beobachtung schilderte, entgegnete er aufgebracht: „Willst du damit sagen, wir (Fleisch-esser) seien schuld, dass nur so wenige vegetarische Gerichte zur Auswahl stünden?" Wollte ich das? Eigentlich nicht! Mir kam es mehr auf die Unstimmigkeit an, die ich erkannt zu haben glaubte zwischen dem, was die Leute in puncto Essverhalten vorgeben, und dem, was die Angebote der Restaurants spiegeln, die doch wohl das anbieten, wonach der Gast verlangt. Ähnlich verhält es sich übrigens mit den Werbeanzeigen der Supermärkte, die einem täglich in der Tageszeitung begegnen. Da versucht zwar auch mal eine schlanke Gurke auf sich aufmerksam zu machen, oder ein fröhlich orangener Beutel Clementinen bringt sich vorteilhaft ins Licht. Aber unübersehbar und Raum einnehmend: der rosige Vorderschinken, das saftige Nackensteak, die zarte Hähnchenbrust. Wem liefe da nicht das Wasser im Munde zusammen? Statistisch gesehen, immer noch 95–97 % der Bevölkerung.

Vegetarier sind die absolute Ausnahme. Sie werden zwar von den 95 % Fleischessern geduldet, aber nicht unbedingt respektiert. Sie lösen ungute Gefühle aus, ihr Anderssein macht Angst, wie schon immer den Menschen jegliches Anderssein verunsichert hat und somit auch eigentlich bekämpft werden muss. Allein der sachliche Hinweis darauf, dass man Vegetarier sei, provoziert eine häufig aggressive Reaktion.

Wieso nun allerdings die uns selbst auferlegte „Restriktion" zu einer Abwertung derer führen soll, die sich nicht vegetarisch ernähren, bleibt uns unverständlich. Das täte uns wirklich leid, wenn du armer Mitesser dich durch uns abgewertet fühltest! Wir erleben es ganz oft anders herum. Du versuchst, dich lustig über uns zu machen, und da du immer in der Mehrzahl bist, hast du die Claqueure auf deiner Seite. Wir bleiben Außenseiter, die deine Lebensordnung stören. Du bist selten neugierig auf unsere Argumente für vegetarische Ernährung. Unser stabiler Gesundheitszustand gibt dir nicht zu denken. Du gestehst uns zu, dass wir mehr Glück haben oder über besondere Gene verfügen. Jedenfalls übernahm ich, lieber Kollege, deine Arbeit gern, wenn du krank wurdest, aber es lag mir immer fern, dir Schuld zuzuweisen. Vielleicht hast du es aber so empfunden, wenn ich mich das eine oder andere Mal nicht zurückhalten konnte, dir beim Mittagessen etwas über „Verdauungsleukozytose" zu erzählen. Eine Zeit lang gabst du mir dann nicht mehr deinen Salat, sondern aßest ihn selber – immer mit einem Beifall heischenden Blick auf mich gerichtet. „Tue es für dich, nicht meinetwegen!", hätte ich dir gern zugerufen, denn sonst behieltest du diese kluge Gewohnheit nicht auf Dauer bei.

Aber es gab auch Situationen, in denen wir erklären mussten, warum wir uns für die vegetarische Kost entschieden haben. Unsere Worte wurden vielleicht gehört, aber sicher kaum verstanden. Das Argument Gesundheit am allerwenigsten, aber auch das heute immer wichtigere Thema „Ökologie und Klimaschutz" ruft nur ein leichtes inneres Schulterzucken hervor nach dem Motto: „Glaubt ihr etwa, ihr könntet die Welt vor der Klimakatastrophe retten, indem ihr auf Fleisch verzichtet?" Ach, wenn ihr wüsstet, dass es für uns keinen Verzicht bedeutet, sondern dass wir uns ganz im Gegenteil in vielerlei Hinsicht bereichert fühlen! Ob es auf der Geschmacksebene ist mit all den vegetarischen Köstlichkeiten, ob es die Wahrnehmung unserer Umwelt ist, die Natur mit all ihrem Reichtum, den sie noch immer zu bieten hat, obwohl wir Menschen sie so sehr mit Füßen treten: Wir fühlen uns zudem bereichert, seit wir unsere Erkenntnisse an Hilfe suchende Menschen weitergeben können. Nein, es muss kein Verzicht sein, auf Fleisch zu verzichten – aber es muss durch etwas anderes ersetzt, nein, besser gesagt, erfüllt werden.

1.7 Anderssein braucht Mut

Ein Erlebnis bei einem gemeinsamen Abendessen mit vier weiteren Paaren beschäftigt mich (Maren) immer noch sehr. Traditionsgemäß trägt jedes Paar zu diesem Festmenü einen Gang bei. Den Vegetariern wird die Vorspeise zugeteilt, das heißt für uns

Rohkost-Salate: „… weil man Rohes vorweg essen soll." Der Feldsalat passt zur Jahreszeit und kommt bei allen gut an. Daneben gibt es Sellerie-Ananas-Apfel-Rohkost und unsere, diesmal nicht ganz so gelungene, Rote-Bete-Rohkost. Von letzteren beiden Salaten nehmen wir am Ende den Löwenanteil wieder mit heim. Beim Fischgang – ein Paar trägt mit einer großen Platte diverser geräucherter Fische seinen Anteil zum Abendessen bei –, wird uns die unvermeidliche Frage gestellt: „Aber Fisch esst ihr ja doch?" Zu meinem Leidwesen trage ich immer viel zu schnell das Herz auf der Zunge, statt Klaus den Vortritt zu lassen, und erwidere spontan: „Aus Höflichkeit manchmal", was bei meinem Gegenüber ein Hohnlachen auslöst und zu der Bemerkung verleitet: „Dann trinke ich aus Höflichkeit Wein."

Sie, die jahrelang keinen Tropfen Alkohol anrührte mit der Begründung, sie bekomme davon Migräne, was im Übrigen alle Welt kommentarlos akzeptierte, will nun aus Höflichkeit Wein trinken.

Der Unterschied der beiden Tatbestände ist ihr wohl so schnell nicht klar gewesen, oder hat sie mein Anderssein gereizt? Ich will es ihr erklären: In ihrem Falle hat der Gastgeber keine Not, ihr Wasser zu servieren, das sie regelmäßig trinkt. In meinem Falle – und das erlebte ich wirklich ungezählte Male – hat der Gastgeber ein Problem. Er möchte etwas „Leckeres" zu essen servieren, was allen Beteiligten schmeckt. „Aber Fisch isst du doch" ist für ihn der rettende Ausweg.

Warum machte ich dieses Zugeständnis? Fische sind nicht ganz so „niedlich", erweckten also weniger mein Mitgefühl, schmeckten mir auch lange Zeit wirklich sehr gut. Da habe ich nun also den schwarzen Peter. In der Tat gab es auch in unserer Küche eine lange Übergangsphase, in der lediglich Säugetiere gänzlich verbannt waren, Fisch oder Geflügel jedoch in sogenannten Ausnahmesituationen noch auf den Tisch kamen. Dazu gehört auch die traditionsbeladene Weihnachtsgans, deren Garprozess wir jedes Jahr zusammen mit Freunden über Stunden beobachteten, um uns dann – mit bei mir im Laufe der Jahre immer geringerem Appetit – darüber herzumachen. Nein, wir haben schon „gediegen" gegessen, wie es sich gehört. Aber das Gerippe, das am Schluss übrig blieb, widerte mich von Jahr zu Jahr immer mehr an. Fisch servierten wir bei den meisten anderen Gelegenheiten, wenn wir Gäste hatten. Nahmen wir Rücksicht auf deren Essgewohnheiten? Hatten wir Angst, vegetarisch nichts Vernünftiges auf die Beine zu stellen? Also, in der Tat: Fisch blieb lange Zeit das Verbindungsglied zwischen uns Vegetariern und den konventionellen Allesessern. Heute bin ich so weit, dass ich den einst sehr geschätzten Fisch nicht mehr mit Appetit esse, wenn ich in eine dieser Situationen komme, in denen ich abwäge, was ich meinem wohlmeinenden Gastgeber zumuten kann. Das hängt natürlich einerseits vom Vertrautheitsgrad zu dieser Person ab, zum anderen, wie ich deren Fähigkeiten einschätze, sich in der Küche etwas einfallen zu lassen, womit sie am Ende selbst zufrieden ist. In den Jahren, in denen Klaus noch „normal" aß, gab es viel weniger Probleme. Ihm wurde mit einem verschwörerischen Augenzwinkern meine Fleischportion mit aufgegeben, damit „der Arme mal richtig auf seine Kosten" käme. Ich war zufrieden mit den Beilagen und erleichtert, wenn es keine Diskussion über die „richtige" Ernährungsweise gab. Die Vorstellung, dass Fleisch unbedingt zu einer vollständigen Mahlzeit gehöre, hat sich nach dem Zweiten Weltkrieg dermaßen tief verankert, dass jeglicher Zweifel daran sofort im Keim erstickt wird. „Fleisch ist ein Stück Lebenskraft!" Schon dem Säugling kann man nicht früh genug Gläschen mit „feinem" Kalbfleisch oder „zarter" Seezunge füttern, und damit dieser es auch unwidersprochen zu sich nimmt, wird „junge" Karotte beigemischt, und schon schlucken es die lieben Kleinen. Ein Gedanke, dass unser zahnloser Zögling eigentlich für seine Entwicklung gar kein Fleisch benötigt, kommt nicht erst auf. Die Werbung sagt es ja auch in aller Deutlichkeit, und wenn du es wagst, anderer Meinung zu sein, dann setzt du dich der heftigen Kritik deiner Umwelt aus. Je konsequenter du diesen eigenen Weg gehst, umso gnadenloser ist das Verhalten der anderen dir gegenüber. Wenn dir mal die Nase läuft, stellt man dir die lauernde Frage, ob du erkältet seist. Viele beantworteten die Erkundigung nach unserem Befinden bereits selbst mit den Worten: „Na, I h r seid ja nie krank." Ja, wenn dem wirklich so wäre, könnten wir euch dann nicht Vorbild sein? Seid ihr nicht unendlich neugierig, mit welchem Zaubertrick wir arbeiten? Stattdessen reagiert ihr abwehrend, macht euch hinter unserem Rücken lustig über uns, wenn ihr es uns nicht direkt ins Gesicht sagt, was ihr von unserer – in euren Augen – Überspanntheit haltet. Mir liegt es fern, mich über eure Gebrechen lustig zu machen, es dauert mich geradezu, euch nicht helfen zu können, wenn die Schmerzen in euren Gelenken so stark sind, dass Tabletten sie nicht mehr eindämmen, sodass wir keine gemeinsamen Wanderungen mehr unternehmen, uns nicht mehr die Bälle auf dem Tennisplatz um die Ohren schmettern können. Es macht mich traurig, wenn ich mit ansehen muss, wie deine Finger, Else, immer groteskeres Aussehen annehmen, bis die Gliedmaßen sich abwinkeln, wie es die Natur nicht vorgesehen hat. „Das sind Alterserscheinungen", wirst du sagen, mich aber nicht nach meinen gesundheitlichen Problemen fragen. Ich könnte im Moment auch mit nichts aufwarten, was du schon ahnst und mich deshalb gar nicht erst fragst. Es würde dich ohnehin nur reizen; und wenn du ehrlich bist, kannst du einen gewissen Neid nicht leugnen. Schade, ich dachte, wir wären gute Freunde. Aber der Neid macht selbst vor der Freundschaft nicht Halt. Ich hätte dir so gerne geholfen, damit es dir besser ginge und wir vielleicht sogar mal eines Tages wieder zusammen Tennis spielen könnten. Je mehr gesundheitliche Probleme du bekommst, umso weniger wirst du dich über meine Fitness freuen können. Ich empfinde sogar, dass du darauf lauerst, ich möge endlich auch einmal krank werden: „Siehste, dieses ganze Getue um die Ernährung hat denen auch nichts gebracht!" Und ich möchte dir gerne sagen, dass ich mich niemals für gesundheitlich unangreifbar gehalten habe, im Gegenteil, denn ich bin erblich stark belastet. Meine beiden Großmütter starben jung (ich habe beide nicht erlebt), mein Vater war Asthmatiker über viele Jahrzehnte und schwächte mit Medikamenten sein Herz. Ein paar Jahre vor seinem Tod bekam er Darmkrebs. Als Kind hatte ich neben den üblichen Kinderkrankheiten eine Lungenentzündung, die mich einige Wochen ans Bett fesselte. Als junge Frau erlitt ich Halsentzündungen und grippale Infekte, wie jeder von uns sie kennt. Aber ich hasste es, krank zu sein, ich litt unendlich, wenn ich deswegen im Bett liegen musste. Bewegungsmensch mit Haut und Haar, wollte ich, sobald ich mich besser fühlte, aufstehen, was meine Eltern damals nicht zuließen. „Drei Tage fieberfrei im Bett!", lautete das unumstößliche Gesetz. Wenn ich das wirklich immer durchgehalten haben sollte, muss das für mich eine unendliche Qual gewesen sein. Meinem Bruder erging es ganz anders: Er genoss es, ungestört lesen zu können und sich um nichts anderes als sich selbst kümmern zu müssen.

Meine Angst vor Krankheiten jeglicher Art ist im Laufe meines Lebens nicht weniger geworden. Den Alterungsprozess erlebe ich in dem Bewusstsein, dass der Abbau der Funktionsfähigkeit meiner Zellen fortschreitet. Meine Haut führt es mir täglich vor Augen. Alles Cremen, ob feuchtigkeits- oder fetthaltig, bringt keine positive Veränderung des Hautbildes. Der Wunsch, mir Leid fernzuhalten mit allen mir möglichen Mitteln, erfüllt mich umso mehr. Darf ich mich schon bestätigt sehen, dass mir in den letzten Jahren vieles erspart geblieben ist, was mich unter anderen Lebensumständen vielleicht ereilt hätte? Wer weiß das zu sagen? Und dennoch, ich bleibe dabei: Ich habe fast alles Erdenkliche dazu getan, mich wenig angreifbar für Viren, Bakterien, Pilze und dergleichen mehr zu machen, und mein kleiner persönlicher Erfolg gibt mir recht. Wenn du davon profitieren möchtest, lade ich dich ein, mich anzuhören, und vielleicht lassen sich deine rheumatischen Beschwerden lindern, deine Hüftschmerzen beheben, dein Blutdruck senken, deine „Zuckerkrankheit" kurieren, deine Infektanfälligkeit verringern und überhaupt dein ganzes Allgemeinbefinden verbessern – vielleicht?!

Teil 2

Wissenswertes aus dem „Geheimarchiv der Heilkunde"

Zivilisationskrankheiten, das sind alle diejenigen Gesundheitsbeeinträchtigungen, die sich erst im Laufe der letzten 60 Jahre zu „Volkskrankheiten" entwickelt haben, also Krankheiten, die eine hohe Prävalenz, das heißt einen hohen Anteil an Betroffenen der Einwohner von Industrie-Staaten, haben (65). Dazu zählen vor allem Herz-Kreislauf-Erkrankungen mit Bluthochdruck, Arteriosklerose, Herzinfarkt und Schlaganfall sowie der „Alters"-Diabetes, Adipositas, die Gicht und rheumatische Erkrankungen, Allergien, Demenz und vor allem auch die bösartigen Tumorerkrankungen. Über die Gründe der rasanten Zunahme dieser Zivilisationskrankheiten wird immer noch gerätselt, die biologischen Ursachen sind der Schulmedizin weiterhin größtenteils unbekannt. Niemand aber wird behaupten, dass alles das, was da eben genannt wurde, natürlich sei. Was steckt dahinter, auf welche gewaltigen Veränderungen in unserem Lebensstil haben wir Wohlstandsbürger uns seit den 1950er-Jahren denn eingelassen bzw. sie forciert? Hatte das Auswirkungen auf unser biologisches System?

2.1 Maximilian Bircher-Benner – ein verkanntes Genie

Im Rahmen unserer Recherchen über Heilmethoden entdecken wir die bemerkenswerte Biografie des Schweizer Arztes Maximilian Bircher-Benner, verfasst von seinem Sohn Ralph Bircher (7).

Diesem genialen Mediziner wollen wir nun einen eigenen Abschnitt widmen. Es scheint uns interessant genug, seine wichtigsten Erkenntnisse, mit denen er unzähligen Kranken helfen konnte, weiterzugeben. Die Kraft, die er gegen den massiven Widerstand seiner Mediziner-Kollegen seinerzeit aufbrachte, zeugt von einem starken Charakter, der von der Gültigkeit seiner Behandlungsmethoden überzeugt war. Tatsächlich gaben ihm seine Heilerfolge recht, die sogar bei von Kollegen schon aufgegebenen Schwerkranken zur Gesundung führten.

Max Bircher-Benner (7) ist für viele Menschen nur ein „Begriff"! Das erinnert einen seiner Söhne, Dr. Ralph Bircher, an die Geschichte von dem Lehrmädchen in einer Buchhandlung, das eine telefonische Bestellung entgegennahm und Folgendes notierte: „Tötet die Leiche des jungen Wächters." Der Kunde meinte: „Goethe: Die Leiden des jungen Werthers". Und weiter schreibt er: „Der Publikumsbegriff von Bircher-Benner gleicht oft einem einzigen Hörfehler dieser Art […] Vielleicht brauchen wir nicht mehr lange zu warten, bis mächtige geistige Kräfte aufbrechen und das verwirklichen, wofür er und andere kämpften." Doch seine damalige Hoffnung hat sich bis heute leider nicht erfüllt. Am 22. August 1867 wurde Max Bircher in Aarau (Schweiz) als zweiter Sohn des Notars Heinrich Bircher und dessen Ehefrau Berta geboren. Wegen eines Großbrandes einer Glockengießerei auf der anderen Straßenseite, der die Schwangere so sehr erschreckte, kam Max zwei Monate zu früh auf die Welt, „ein kleines Würmchen, bleich und dürftig und dazu noch mit einem Herzfehler belastet". Der körperliche Unterschied zu dem knapp ein Jahr älteren Bruder war so augenfällig in der ersten Lebenszeit, dass es auf den kleinen Max einen unauslöschlichen Eindruck gemacht haben muss.

Dies mag die Wurzeln gelegt haben für sein tiefes Interesse an dem „Problem der Lebenskraft". Eine Jugendfreundin beschreibt ihn als einen Menschen mit unerhörter Willenskraft, „der seinen schwächlichen Körper durch harte Willensübungen stählte", etwa indem er „bei jedem Wetter" wanderte und im kalten Aare-

Wasser schwamm. Schon vor der Schulzeit interessierte er sich für alle Krankheiten in der Familie, weswegen er „Dökterli" genannt wurde. Er schnitt aus Papier Figuren aus, denen er einen Schnitt beibrachte und diesen mit kleinsten Papierstreifen wieder verklebte. Er besuchte später ein humanistisches Gymnasium in Aarau, das in der Schweiz als das beste galt. Er war ein hervorragender Schüler, besonders in den humanistischen und in den naturwissenschaftlichen Fächern.

Im Rahmen des freiwilligen militärischen Kadettenwesens wurde er mit 18 Jahren Artillerie-Hauptmann. Seine musikalische Laufbahn begann er als Trommler im Alter von zehn Jahren, wirkte bei großen Symphoniekonzerten in Aarau mit. Später bekam er bei dem damals in der Schweiz sehr bekannten Musiker Eusebius Kaeslin Klavierunterricht und zeigte sich als sehr begabt. Nebenbei lernte er die Buchbinderei, stellte in der Glockengießerei, die seine Geburt mit so furchterregendem Feuerwerk eingeleitet hatte, eine kleine Dampfmaschine her und widmete sich der russischen Sprache. Unabhängigkeit und Selbstständigkeitsdrang sowie seine vielen Begabungen brachten ihm schon in jungen Jahren Respekt und Verehrung ein. Umso schmerzlicher musste es später für ihn sein, als er in seinem Beruf als Arzt eigene Wege ging und von einem Großteil seiner Kollegen missachtet wurde. Zu dem Zeitpunkt, als Max sein Studium beginnen wollte, gab es einen harten Schicksalsschlag für die Familie, die in der Kantonshauptstadt Aarau großes Ansehen genoss. Der Vater, ein ehrenwerter Notar, hatte für Freunde gebürgt und wurde zum Schuldner. Die Familie wurde mittellos, der Vater hat sich von diesem Ereignis nie ganz erholt, Max litt seitdem an massiver Schlaflosigkeit, die allen ärztlichen Bemühungen widerstand. Von seinem Reitlehrer erfuhr er von den Prießnitz'schen Methoden, die er umgehend zu Hause ausprobierte: Er tauchte ein Leinentuch in den Hofbrunnen, wrang es aus, breitete es über eine Wolldecke aufs Bett, rollte sich damit gut ein und konnte endlich, nach Monaten, wieder schlafen. Um dem Phänomen auf den Grund zu gehen, lernte er in Wien die Prinzipien der Hydrotherapie (11). Unter äußerst sparsamen Bedingungen studierte Max zunächst in Zürich, später in Berlin. Das Schicksal der Familie ging ihm sehr zu Herzen, er lebte zurückgezogen und widmete sich ganz dem Studium. Als die Schlafstörungen wiederkehrten und es in seiner Studentenbude für die Prießnitz-Packungen zu kalt war, stellte er einen Heilplan auf, der ihm wieder zur Nachtruhe verhalf: Abends nach den Vorlesungen zwei Stunden auf den Anhöhen um Zürich laufen, danach ein frugales Mahl, um 20.00 Uhr ins Bett, um ½ 5 Uhr aufstehen und, in Decken eingehüllt, auf dem Balkon studieren bis zum Vorlesungsbeginn. Nach acht Tagen stellte sich der Erfolg ein: der gesunde Schlaf war für Jahrzehnte wieder hergestellt! Damals begann er über die Lebensordnungen der zivilisierten Menschen nachzudenken: „Ich sah mehr und mehr ein, wie wenig die großen Heilmittel – Lebensordnung und Selbstbeherrschung – in der Therapie zur Anwendung kommen, wie gerne man sie durch Verabreichung von Medikamenten – Zaubermitteln – umgeht". Das Wort „Ordnung" wird hier leicht falsch verstanden. Jeder Mensch ist frei, sie zu verkennen. Während des Studiums beschäftigte ihn vor allem die Frage nach der Heilung der Erkrankung, „doch da hieß es: man gibt [...] – dann folgten Rezepte von Medikamenten". Er wartete umsonst auf eine Erklärung, wodurch der Heilungsvorgang zustande kommen sollte. „Es war eine endlose Enttäuschung [...] u r s ä c h l i c h   wollte ich die Diagnose, u r s ä c h l i c h   auch die Therapie!"

Seine Unabhängigkeit von der allgemein geltenden Meinung bewies er auch, als er der Aufforderung eines seiner Professoren nachkam und dem Alkohol abschwor. Trotz der Verständnislosigkeit und Intoleranz seiner Mitmenschen und Kollegen hielt er sein Gelübde lebenslang ein. „Wohin er kam [...] gab es ein Kopfschütteln: ‚Was, Sie trinken nicht mehr?' [...] Freundschaften gingen verloren. Es regnete Spott und Hohn." Der Ernährungswissenschaftler Prof. Dr. med. Werner Kollath war besonders beeindruckt von seiner „Furchtlosigkeit vor den Menschen".

Um 1900 verdankte man die Fortschritte in der Medizin der naturwissenschaftlichen Forschung, bei der von der Annahme ausgegangen wurde, dass der menschliche Organismus einer Maschine gleiche, die beherrschbar sei. Beim Sezieren von Menschen konnte man keine Seele finden. Das Kurieren von Symptomen mit Medikamenten ließ die Selbstheilungskräfte außer Acht. Aber es gab zu der Zeit „neben der wissenschaftlichen Medizin eine volkstümliche Heilrichtung". Max Bircher hatte sie schon einmal kennengelernt, als er seine Schlafstörung mit der Methode des Bauern Prießnitz behandelt hatte. Während seiner Berliner Studienzeit fand die Kneipp'sche Hydrotherapie große Beachtung.

Als 24-Jähriger eröffnete er seine Praxis im Zürcher Industriequartier, wo er sehr bald viel zu tun bekam. Die Patienten hatten großes Vertrauen in seine Fähigkeiten. Er aber spürte damals schon, dass das, was er als Student gelernt hatte, nicht ausreichte, „weil es das Wesen der Krankheit nicht wirklich beeinflusste".

Elisabeth Benner, eine junge Frau aus dem Elsass, verhalf ihm zum zweiten Teil seines Namens, und so hieß er von der Vermählung an Max Bircher-Benner. Sie war eine sehr verständnisvolle Partnerin, die ihm in zehn Jahren sieben Kinder gebar. „Briefe aus der Zeit bezeugen, dass eine große Liebe die beiden verband."

In den ersten Praxisjahren war für Bircher-Benner die Frage der Ernährung noch ohne Belang. Kaum jemand zweifelte am Ende des 19. Jahrhunderts daran, dass tierisches Eiweiß besonders wertvoll sei, und war überzeugt, dass man davon nicht zu viel essen könne. Weißes Brot galt als etwas Feines, das den Wohlhabenden vorbehalten war. Obst und Gemüse waren eher Luxus, den man getrost weglassen konnte, ja sogar wegen des hohen Fasergehalts und des geringen Nährwertes eher meiden sollte („Ballast"-Stoffe!). Max Birchers Mutter kochte gutbürgerlich. Als Student sah seine Ernährung sehr bescheiden aus. Ein Schlüsselerlebnis hatte er, als er 1894 an Gelbsucht erkrankte und tagelang keine Nahrung zu sich nahm. Er kam langsam zu Kräften, als seine Frau ihn mit Äpfeln fütterte, die er einige Tage ausschließlich aß – und gesund wurde. Diese Erfahrung weckte bei ihm noch immer kein Interesse für die Ernährungsfrage. Einige Monate nach seiner Genesung sollte er eine chronisch magenkranke Frau behandeln, die schon die verschiedensten Therapien durchgemacht hatte – alle erfolglos. Auch er behandelte sie zunächst so, wie er es gelernt hatte, mit einer „feinen" gekochten Diät. Doch der Magen verarbeitete die Speisen nicht und musste immer wieder „ausgewaschen" werden. Auch nach Wochen gab es keine Besserung – ein hoffnungsloser Fall!

In dieser Zeit lernte er den Medizinstudenten Beetz kennen, der Vegetarier war. Abgesehen von dem Vorurteil, das Bircher-Benner gegen Vegetarismus hegte, konnte er den Therapievorschlag dieses angehenden Arztes nicht ernst nehmen: ungekochtes (d. h. rohes) Obst und Gemüse. Wenn sie gekochte Breikost nicht vertrug, wie sollte ihr Magen dann Ungekochtes verarbeiten können? Da es aber nicht viel zu verlieren gab, fragte er die Patientin, ob sie auf eigene Verantwortung diesen Versuch wagen wolle. Sie stimmte zu und bekam ausschließlich fein zerkleinerte Rohkost. Schon nach wenigen Tagen stellte sich eine Besserung ein: Der gelähmte Magen und der träge Darm nahmen ihre Arbeit auf, und der Frau ging es von Tag zu Tag besser, bis sie vollständig gesund wurde!

„Ich war erstaunt und – niedergeschmettert", schreibt er 1937 in seinem Buch „Vom Werden des neuen Arztes" (9). „Der Vegetarier hatte gesiegt, hatte dem Arzt eine Lektion erteilt." Ralph Bircher sagt dazu: „Heute weiß man, dass vegetabile Rohnahrung an die Verdauungssekretion geringere, nicht höhere Ansprüche stellt als gekochte." Doch warum hat sich diese wichtige Erkenntnis so wenig durchgesetzt?

Von nun an begann Bircher-Benner durch Beobachtung an sich und seiner Frau sowie seinen Patienten, die Wirkungen der Rohkost zu erforschen. Die Medizin kannte die Beziehung zwischen Ernährung und Krankheit nicht, sie lehnte sie grundlegend ab. Er aber wollte eine Erklärung finden, welchen Unterschied es zwischen roher und gekochter Nahrung gab und warum der Organismus unterschiedlich reagierte.

Eine sogenannte Studie zu Nahrungswirkungen war damals unmöglich, sodass Bircher-Benner den Entschluss fasste, 1897 eine kleine Privatklinik zu gründen, die zunächst nur bis zu sieben Patienten aufnehmen konnte. Seine früheren Beobachtungen zu den Heilwirkungen von Rohkost bestätigten sich, und er schrieb später: „Nach einigen Jahren mühevollen Suchens kam der Augenblick, da mir ein Licht aufging. Es war ein ergreifender Augenblick in meinem Leben." Doch auch die Hydrotherapie und andere physikalische Heilmethoden verlor er nicht aus dem Blick und eröffnete hierfür ein Institut am Rande der Zürcher Altstadt. Im Januar 1900, zu einer Zeit, als man noch nichts von Vitaminen wusste, entschloss er sich, seine Erkenntnisse der Zürcher Ärztegesellschaft vorzustellen: „etwa in diesem Sinne: [...] ‚das habe ich gesehen' [...] ‚das habe ich beobachtet' [...] ‚das ist meine Hypothese'. Es scheint sich um eine Möglichkeit zu handeln, Kranken Hilfe zu bringen, wo sie uns bisher versagt blieb" (7). Der Präsident der Gesellschaft reagierte kühl mit den Worten: „Herr Bircher hat die Grenzen der Wissenschaft verlassen!", und schloss ihn aus der Ärzte-Gesellschaft aus. Das war natürlich eine große Enttäuschung für ihn, aber sein Leitspruch galt weiterhin: „Mein Herz heißt DENNOCH!" Ständig wachsende Heilerfolge und dankbare Patienten gaben ihm recht. „Die Zeit würde kommen, da man ihn hören würde!" (Ralph Bircher). Die 1897 gegründete Privatklinik wuchs bis zum Ersten Weltkrieg auf 80 Betten an, ohne dass er dafür geworben hätte, allein durch Mundpropaganda. Bis nach Deutschland, Holland und Russland hatten sich seine Heilerfolge herumgesprochen. Thomas Mann, der sich 1909 von ihm behandeln lässt, schreibt in einem Brief an einen Freund: „Zu Anfang stand ich beständig mit trotzigen Entschlüssen ringend vor meinem Koffer", aber er bereut es nicht, durchgehalten zu haben, und fährt fort: „Meine störrische Verdauung besserte sich dann ins Erstaunliche, nie Dagewesene." Bircher-Benner arbeitete unermüdlich, nicht nur bei der praktischen Behandlung von Patienten. Nachts schrieb er an dem Buch „Grundzüge der Ernährungstherapie", das erstmals 1903 erschien. Bei Schulmedizinern fand es keine Gnade, aber es war ein Wegbereiter der wissenschaftlich orientierten Naturheilkunde bzw. Ganzheitsmedizin in Deutschland. Die Erfahrungen, die er bei der Behandlung von Kranken sammelte, ließen ihn die Bedeutung der Ernährung immer wichtiger nehmen. Er kam zu der Erkenntnis, dass sie zur „allgemeinen Krankheitsursache geworden war". 1929 bekam er Besuch von einem interessierten Wiener Kollegen, der sich mit den Worten verabschiedete: „Sie haben Gegner, die Sie ‚einseitig' nennen. Ich habe noch keinen vielseitigeren Arzt gesehen als Sie."

Bircher-Benner wollte nicht die Symptome einer Krankheit unterdrücken, sondern deren Entstehungsgründe erfassen. Seine drei Hauptziele am Anfang des 20. Jahrhunderts waren:

- eine Ernährungstherapie als Basis allen Heilens: Entgiftung und Ökonomisierung des Stoffwechsels, Intensivierung der Selbstheilungsprozesse
- eine Heilkunde, die den ganzen Menschen im Auge hat
- eine wissenschaftliche Naturheilkunde, vereint mit der zeitgenössischen Lehrmedizin

Im Jahr 1904 zog die Privatklinik an den Zürichberg, zunächst mit 20 Betten. Im selben Jahr wurde das siebte Kind der Eheleute geboren.

Ralph Bircher sieht in seinem Vater den Propheten, der die großen Gefahren erkannt hat und nicht zusehen konnte, wie die Menschen sich zugrunde richteten. Er wollte auf sie einwirken und fühlte sich für ihr Schicksal verantwortlich. Auch seine Mitarbeiter hielt er dazu an, nicht den einfachen Weg der Symptombeseitigung zu gehen, sondern den Kranken aktiv an der Heilung zu beteiligen. Mit Ausbruch des Ersten Weltkriegs am 1. August 1914 verließen die meisten Patienten Hals über Kopf die Klinik, nur etwa zehn Bettlägerige blieben. In den Kriegsjahren stieg die Zahl nie über 30. Die wirtschaftliche Lage verschlechterte sich massiv für die Familie. Zu den sieben eigenen Kindern nahm das Ehepaar noch drei Kinder von Max' verstorbener Schwester auf. Im Winter gab es nur einen beheizten

Raum für zwölf Personen! Ralph Bircher: „Nur unsere Ausbildung litt nicht: jedes von uns durfte neben der Mittelschule
Musik-, Reit- und andere Stunden haben."

Nach dem Krieg dauerte es ein paar Jahre, bis sich die Klinik
wieder füllte. Bircher-Benner hatte aber dadurch mehr Zeit für
die Familie und für Unternehmungen wie Tanzveranstaltungen
und Kinobesuche. Er hatte seiner Frau viel zu verdanken, die in
allen Situationen zu ihm hielt und ihm Kraft gab.
Im Juni 1923 war er entschlossen, eine Zeitschrift mit dem
schönen Titel „Wendepunkt" herauszugeben. Ein Vierteljahr-
hundert hatte er vergeblich gehofft, bei seinen Kollegen Gehör
zu finden. Er war beseelt von dem Gedanken, die Menschen
aufzuklären über Erkrankungs- und Gesundungsprozesse von
Körper und Seele. Doch seine Idee umzusetzen, erwies sich als
äußerst schwierig, nämlich war eine Sprache zu wählen, die „der
Feinstruktur der oft schwer zugänglichen Zusammenhänge nicht
Gewalt antut und doch auch dem Ungelehrtesten einen wahren
Eindruck vom Ganzen [...] gab".
Langsam sprachen sich durch die Zeitschrift seine Heilerfolge
bei Kollegen herum, und eine wachsende Zahl von namhaften
Ärzten interessierte sich für seine Ernährungslehre. Die Jahre
von 1928 bis zu seinem Tode im Jahre 1939 brachten ihm end-
lich auch seitens der Fachwelt die verdiente Aufmerksamkeit.
Die Forschung über den gesundheitlichen Effekt von Rohkost
boomte, was 20 Jahre zuvor noch undenkbar erschienen war.
Aber es gab natürlich auch noch weiterhin Gegner seiner Lehre,
die ihn z.T. heftig attackierten.
In seinem letzten Buch „Vom Werden des neuen Arztes" beschreibt er die Ordnungsgesetze des Lebens:

• Das Ordnungsgesetz der Nahrungsenergie
  Hier geht es um „lebensfrische Nahrung, insbesondere jene
  pflanzlicher Herkunft, die höchst geordnete Nahrungsener-
  gieformen enthält", und darum, dass „grundsätzlich jede physikalische oder chemische Behandlung einen Ordnungsverlust
  herbeizuführen geeignet ist" (insbesondere die Erhitzung!).

- Das Integral-Gesetz der Nahrung
  Es handelt sich um ein wohl abgewogenes Gesamtverhältnis
  aller Nährfaktoren, d. h. um die von der Natur gebotenen
  Nahrungsintegrale.
- Das Ökonomie-Gesetz der Ernährung
  „Die Nahrungszufuhr soll gerade nur den Bedarf decken. Was
  darüber hinaus zugeführt wird, gereicht nicht zur Förderung
  der Leistungsfähigkeit und Gesundheit [...] sondern ver-
  mindert sie." Ein „Reizhunger" entsteht durch Mangel an
  Vitalstoffen. „Der Organismus darbt dann bei scheinbarem
  Überfluss."
- Das Ordnungsgesetz der Nahrungspforte
  Es „verlangt die volle und sinngemäße Verwendung des
  Mundorgans" und ist wichtig, um den „Reizhunger" zu über-
  winden.
- Das Organisationsgesetz der Mahlzeitenwahl
  „Es besagt, dass die Verdauungs- und Stoffwechselarbeit sich
  dann am besten vollzieht, wenn grundsätzlich nur eine Voll-
  mahlzeit und daneben nicht mehr als 2 kleine, frugale Neben-
  mahlzeiten eingenommen werden, sodass die beteiligten Or-
  gane dazwischen Ruhe haben."
- Das Ordnungsgesetz der Atmung
- Das Ordnungsgesetz der Beziehung zum Licht
- Das Ordnungsgesetz der Beziehung zur Temperatur
- Das Ordnungsgesetz der Beziehung zur Schwerkraft besagt:
  regelmäßiges und harmonisches Arbeiten des gesamten Be-
  wegungsapparates
- Das Ordnungsgesetz der Beziehung zu den Umwelt-Rhythmen
  Schlafen/Wachen – Arbeit/Ruhe

1937 prägte er den Begriff „Ordnungstherapie", gemeint ist
damit die Heilung im ganzheitlichen Sinn, wobei Leib und
Seele als Einheit betrachtet werden (10). „Die Bekämpfung der
Symptome ist keine Therapie, sondern Vogel-Strauß-Politik."
Er half Patienten mit den verschiedensten Leiden, mit z. B.
Diabetes, Magen-Darm-Geschwüren, Gicht, Arthritis, multipler
Sklerose, Ekzemen, Psoriasis u. a., die von der Schulmedizin

aufgegeben worden waren. „Wir stehen vor einem Versagen der vorbeugenden Medizin […] chronische Krankheiten trifft heute fast jede Familie", warnte er damals. 1939 erfüllte sich endlich sein lang gehegter Wunsch, ein „gemeinnütziges Volkssanatorium" für die ärmere Bevölkerung zu eröffnen, ermöglicht durch die großzügige Schenkung eines ehemaligen Patienten. Er erlebte dies aber nicht mehr. Im Herbst 1938 kehrte seine alte Krankheit mit „Bruch eines Herzgefäßes" zurück, und er starb am 24. Januar 1939.

Es ist uns ein starkes Anliegen, an dieser Stelle zu betonen: „Nichts von Bircher-Benners Thesen ist stichhaltig widerlegt worden!" (7). Umso bedauerlicher bleibt die Tatsache, dass seine bahnbrechenden Erkenntnisse bis heute bei der Behandlung Kranker kaum Beachtung gefunden haben.

2.2 Gesunder Darm – gesunder Mensch

Gibt es in unserem Körper wichtige und weniger wichtige Organe, solche, auf die man verzichten könnte, und andere, deren Existenz unabdingbar für unser Leben ist? Nun ist es ja tatsächlich so, dass wir z. B. ohne Sinnesorgane wie Ohren, Nase, Augen, Zunge oder mit Verlust eines der paarigen Organe Niere, Lunge, Gliedmaßen leben könnten, allerdings doch nur dann, wenn wir ständig von Mitmenschen und Automaten umsorgt und gepflegt werden würden. Das ist heute ja auch recht verbreitet, wenn wir an unsere Krankenanstalten und die dort abgelegten hilflosen, durch chronische Zivilisationskrankheiten zerstörten Menschen denken. Aber es gibt Bereiche bzw. Organe, die ein minder geachtetes Dasein führen, akzeptiert als zwar notwendig, aber ansonsten nicht der Rede wert, solange sie uns nicht störend auf den Wecker fallen. Und das ist vor allem der Darm!

Der Darm spielt im Gegensatz zum Herzen in der Poesie keine Rolle. Er ist zwar notwendig, um den ganzen überflüssigen Kram herauszubringen, aber „ans Herz gewachsen" ist er uns nun gerade nicht, verbinden wir Menschen ihn doch mit den notwendigen, aber eher lästigen Ausscheidungen, die wir in den ersten Lebensjahren zu beherrschen gelernt haben. Die bedeutende Rolle, die dem Darm entsprechend den neuesten Erkenntnissen der Wissenschaft (63) zukommt, sollte uns zu denken geben. Die neuronale Verbindung zum Kopf hat ihm die Bezeichnung „Bauchhirn" eingebracht. Von den 100 Millionen Nervenzellen in der Darmwand führen 90 % hin zum Gehirn, nur zehn Prozent kommen von dort. Diese Verbindung mit den Gliazellen im Gehirn überträgt bei entzündlichen Prozessen im Darm, aber auch bei Allergien und Fehlbesiedlungen desselben, über Botenstoffe Signale an das Hirn, das sich selbst dadurch entzünden kann. Das kann bis zu zehn Monaten andauern und damit zu neurologischen Reaktionen wie z. B. Depression führen. Ein gut funktionierender Darm bietet folgerichtig auch beste Voraussetzungen für die neuronalen Abläufe im Hirn.

Wodurch wird die Funktionsfähigkeit des Darms beeinflusst? In jedem Falle spielt die Psyche mit: Dass sich der Stuhlgang infolge von Stress verändert, ist besonders bei Frauen ein bekanntes Phänomen. Die individuellen Unterschiede reichen von vorübergehend völligem Stuhlverhalten bis zu heftigen Durchfällen.

Doch wie steht es um die Zusammenhänge zwischen der Qualität unseres Essens und der Befindlichkeit unseres Darmes? Was beim Auto für jedermann selbstverständlich ist, nämlich einen Dieselmotor mit Diesel und einen Benziner mit Benzin zu füttern, scheint uns bei dem, was wir uns täglich über den Mund zuführen, weniger folgenreich zu sein. Mit Industrialisierung und Wohlstand sind ungeahnte Möglichkeiten für die Variabilität unserer Speisezettel eröffnet worden. Die Zahl der Kochbücher mit neuen Rezeptideen wächst ins Unermessliche. Der Hunger bestimmt in den Überfluss-Ländern nicht mehr den Appetit. Exotische Produkte aus fernen Ländern gehören heute zur Alltagsküche. Ein naturbelassenes Lebensmittel vom heimischen Acker langweilt den „verwöhnten" Gaumen und wird als „bäuerisches Essen" abqualifiziert. Der „Genießer" bevorzugt die „raffinierte" Nahrung, z. B. weißes Brot aus feinem Mehl (Type 405) oder mit Kristallzucker gesüßten Kuchen. Der Darm ist langmütig, und das zu unserem Verderb. Über lange Zeit verkraftet er das denaturierte Essen, doch nach Jahrzehnten der Fehlernährung, oft aber auch schon früher, stellen sich Zivilisationskrankheiten ein, meist mehrere gleichzeitig, die die Lebensqualität zunehmend einschränken (32). Was können, nein, was müssen wir tun, um uns dies scheinbar unabwendbare Schicksal zu ersparen, um die „Zipperlein" und Schlimmeres zu verhüten?

Schauen wir uns doch einmal die verschiedenen Ursachen bzw. Auslöser an (Abbildung 1).

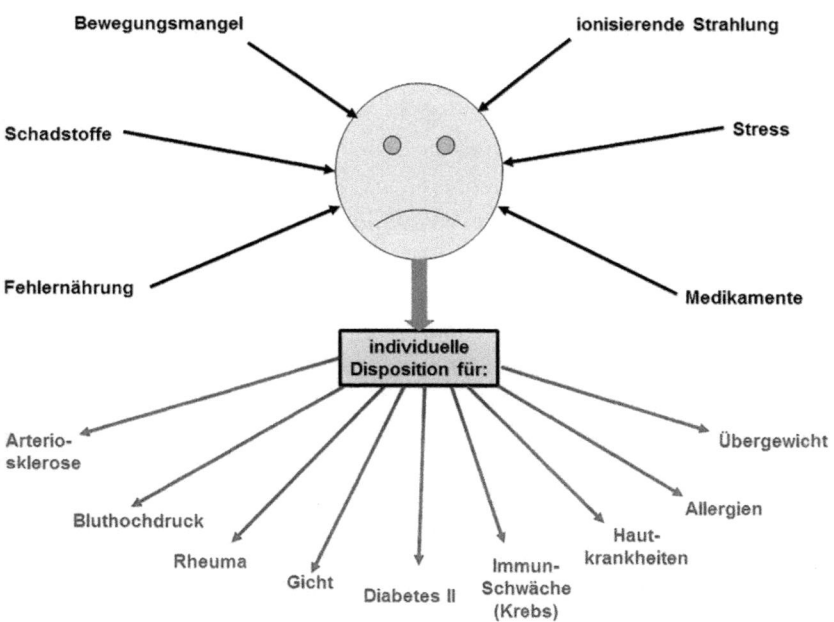

Abbildung 1: Umwelteinflüsse und Disposition für Zivilisationskrankheiten

Was unseren Körper heutzutage zunehmend belastet, sind die dargestellten Noxen (Schädigungen) Bewegungsmangel, Schadstoffe in Luft, Wasser, Nahrung, Zigarettenrauch und Alkohol-Abusus, ionisierende Strahlung, der wir bei jeder Röntgen- und CT-Untersuchung, aber auch vermehrt im Flugzeug ausgesetzt sind, zunehmender Stress in Beruf und Familie, häufige Medikamenten-Einnahme (statistisch gesehen, nimmt jeder Deutsche 6 Medikamente täglich ein!) und natürlich eine ungesunde Ernährung.

Je nachdem, was wir von unseren Altvorderen körperlich geerbt haben, also je nach individueller Disposition, können sich daraus die erwähnten Krankheiten entwickeln: Bluthochdruck mit Arteriosklerose, Herzinfarkt, Schlaganfall, rheumatische Erkrankungen, Gicht, Diabetes Typ 2 („Altersdiabetes"), Allergien, Hautkrankheiten, Übergewicht, Abwehrschwäche des Körpers mit drohender Krebserkrankung. Schaut man sich die Verbreitung derartiger Erkrankungen weltweit an, so erkennt man, dass sie zahlenmäßig vom Wohlstand in dem jeweiligen Land abhängen. Abbildung 2 zeigt das am Beispiel der Krebserkrankungen.

Auf fünf Säulen basiert unsere Gesundheit (Abbildung 3): Ernährung, Entspannung und Schlaf, Hydrotherapie, Bewegung und emotionales Gleichgewicht.

Um zu unserem Thema zu kommen, betrachten wir jetzt nur die erste Säule: Ernährung. Unsere Lebensmittel enthalten wichtige Vitalstoffe wie Vitamine, Mineralstoffe, Spurenelemente, bioaktive Substanzen (27) und die drei Hauptnährstoffe: Kohlenhydrate, Fette und Eiweiße. Um diese zahlreichen Komplexe in unserer Nahrung verwerten zu können, muss unser Verdauungssystem daraus die wichtigen Grundstoffe herstellen, das sind bei den Kohlenhydraten die Einfachzucker, z. B. Traubenzucker, bei den Fetten Glyzerin und Fettsäuren und bei den Eiweißen die Aminosäuren. Erst diese kleinsten Einheiten können vom Darm in den Blutkreislauf übergeben werden und damit weiter in unsere Körperzellen und Schaltstationen gelangen.

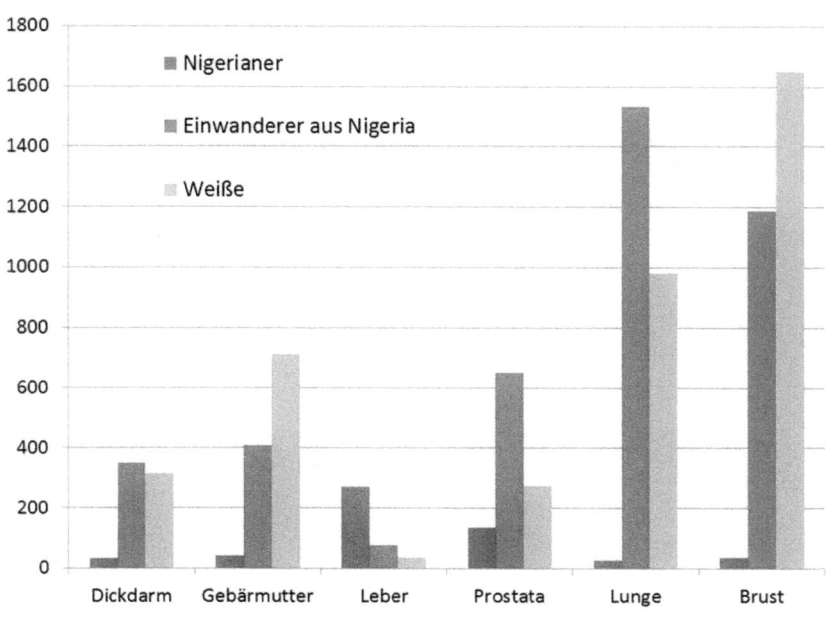

Abbildung 2: Vom Lebensstil abhängige Krebsinzidenz

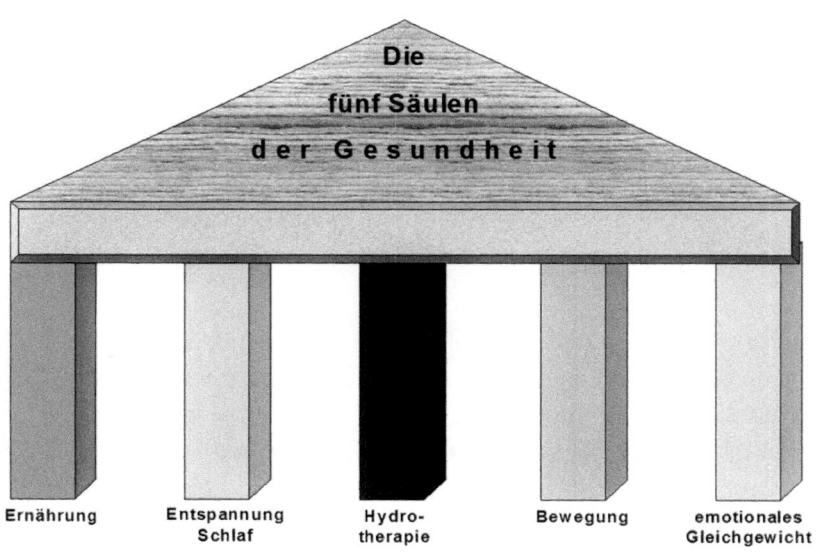

Abbildung 3: Die fünf Säulen unserer Gesundheit

Diese Prozesse der Verdauung unserer Nahrung (Tabelle 1) beginnen im Mund und enden im Darm (20): Im Mund sorgt der Speichel (Enzym α-Amylase) dafür, dass die großen, komplexen Kohlenhydrate (Polysaccharide) aus Nudeln, Reis, Brot, Kuchen, Gemüse, Obst usw. in Bruchstücke davon zerkleinert werden. Je länger wir kauen, umso feiner werden sie hier gespalten. Um die anderen Hauptnährstoffe kümmert sich der Speichel nicht. Alles rutscht nun in Portionen durch die Speiseröhre in den Magen, der sich vornehmlich darum bemüht, die Eiweiße in Polypeptide aufzuspalten.

Ort	Wirkstoff	Ausgangsstoff	Spalt-Produkt
Speicheldrüsen	α-Amylase	Polysaccharide	Maltose
Speiseröhre	---		
Magen	Salzsäure Pepsin	Eiweiß	Polypeptide
Pankreas Gallenblase Dünndarm	Trypsin Chymotrypsin Peptidasen α-Amylase Maltase Lipase	Eiweiß Polypeptide Polysaccharide Maltose Fett	Polypeptide Aminosäuren Maltose Glukose Glyzerin und Fettsäuren
Dickdarm		Eindickung	

Tabelle 1: Verdauungsprozesse und Wirkstoffe im menschlichen Körper

Für diese Arbeit stehen die Magensäure (Salzsäure) und Pepsin zur Verfügung. Eine geringe Arbeit leistet er noch bei der Fettaufspaltung, alles andere wird aber den nachfolgenden Organen überlassen. Die Berserker unter den Verdauungsarbeitern sind dann sowohl die Bauchspeicheldrüse wie auch der Dünndarm. Alle Arbeiten zur endgültigen Aufspaltung von Nährstoffen, die vorher aus Gründen der Hetze oder Schwäche nicht geleistet werden konnten, müssen jetzt hier erledigt werden. Dafür steht ein gewaltiges Arsenal an Verdauungsenzymen zur Verfügung: Trypsin, Chymotrypsin, Peptidasen, α-Amylasen, Maltasen, Lipasen etc. Damit das Fett zerlegt werden kann, muss es vorher in kleinste Kügelchen emulgiert werden. Das besorgt die Gallenflüssigkeit. Was letztendlich von unserer Nahrung überhaupt die Darmwand in Richtung Blutgefäß passieren kann, muss, wie bereits beschrieben, in Bausteine aufgespalten sein: Kohlenhydrate in Einfachzucker wie Glukose, Maltose, Fruktose usw., Eiweiße in die Aminosäuren und Fette in Glyzerin und Fettsäuren.

Betrachten wir die Darmabschnitte im Detail: An den Magen schließt sich der Dünndarm an, ein sechs bis sieben Meter langes Gebilde. Die innere Oberfläche ist nicht glatt, sondern besteht aus Zotten, also Ausstülpungen, die eine intensive Verdauungsarbeit und möglichst perfekte Übergabe der Grundsubstanzen an das Blut und die Lymphe ermöglichen. Damit verfügt der gesamte Darm über etwa 350 qm, das entspricht der Fläche von eineinhalb Tennisplätzen! Der sich hinter dem Blinddarm daran anschließende Dickdarm hat eine Länge von ein bis zwei Metern und dient vor allem der Wasser-Rückgewinnung, der Zelluloseverdauung, der Schleimbildung für den Kot-Transport und nicht zuletzt der Versorgung unserer Abwehrbarriere gegen krankhafte Stoffe, die von außen, über den Darm, in unser Körperinneres eindringen können.

Damit kommen wir zur Besiedlung unseres Darms mit Bakterien, ohne deren Mitarbeit unser Leben nicht möglich wäre. Die Zahl dieser Mikroorganismen im Darm ist etwa zehnfach höher, als alle unsere Körperzellen zusammen ausmachen. Es gibt etwa 1 000 verschiedene Stämme mit einem Gewicht von insgesamt etwa 1 kg, und immerhin 20 % unserer Nahrungsenergie dienen ihrer Fütterung. Aber passen wir auf: Das, was uns hilft, sind die gesunden Bakterien, die sogenannte gesunde Darmflora. Sie besteht aus anaeroben Bakterien, d. h., Sauerstoff tötet sie! Sie produziert Vitamine (Biotin, K) und Antikörper (Abwehr) und bildet Neurotransmitter (Botenstoffe des Gehirns). Gleichzeitig fördert sie die Bildung von Verdau-

ungsenzymen und neutralisiert Giftstoffe, wobei auch Krebs-
schutzstoffe gebildet werden. Und nicht zuletzt ernährt sie die
Schleimhaut-Schutzschicht, die das Eindringen von Krank-
heitserregern aus dem Darm in Blut und Lymphe verhindert.
Eine kranke Darmflora hingegen benötigt Sauerstoff und erzeugt neurotoxische Substanzen, die das Hirn schädigen können. Diese lebensfeindliche Besatzung des Darms wächst durch
Einnahme von Medikamenten, besonders durch ständigen Antibiotika-Einsatz, wodurch die gesunden Darmbakterien zerstört
werden (anti = gegen, bios = Leben!). Beispiele für eine solche
schädigende Fehlbesiedlung des Darmes sind *Helicobacter pylori*
(Magengeschwüre, -krebs, Autoimmunerkrankungen), Sal-
monellen und Pilze. Auch Entzündungen und nicht zuletzt die
heute zunehmend von der Nahrungsmittelindustrie eingesetz-
ten Zusatzstoffe können diese fatale Wirkung haben. Deshalb
meint Thilo Bode (Foodwatch): „Die Nahrungsmittelindustrie bewegt sich am Rande der Körperverletzung!"

Neben den Aufgaben Nährstofftransport und -Verwertung hat
also der Darm vor allem zwei wenig oder gar nicht bekannte
überragende Funktionen:

2.2.1 Abwehrkräfte im Darm

Leukozyten, also die weißen Blutkörperchen, sind die „Poli-
zei" unseres Körpers. Ihre Aufgabe ist es, den lebenden Organismus vor zerstörerischen Angriffen von außen zu schützen,
also vor Viren, Bakterien, Fremdeiweißen und Schadstoffen.
Mindestens 70 % aller Antikörper produzierenden Immunozy-
ten befinden sich in der Darmschleimhaut, die restlichen 30 %
in Knochenmark, Milz und Lymphknoten. Ihre Zahl nimmt
immer dann zwecks Abwehr gewaltig zu, wenn Gefahren signalisiert werden: während der Schwangerschaft, im Säuglings-
und Kleinkindalter, bei Infektionskrankheiten, lokalen Entzündungen, Leukämie u. a.

1846 entdeckte der holländische Militär- und Augenarzt Frans Cornelius Donders (1818–1864) in Utrecht jedoch, dass auch nach dem Essen ein rapider Anstieg der Leukozytenzahl auf das Zwei- bis Vierfache der Norm erfolgt, sowohl im Blut als auch im Darminneren (8). Rudolf Virchow, einer der „Päpste der Medizin" des 19. Jahrhunderts, nannte das bereits 1860 einen „physiologischen", einen normalen Vorgang und bezeichnete das Phänomen als Verdauungsleukozytose oder auch postprandiale Leukozytose. Diese beruhigende Aussage, es sei ja ganz natürlich, dass die Zahl der weißen Blutkörperchen wie nach einer Entzündung auch nach dem Essen ansteige, gilt in der Schulmedizin bis heute fort. In den aktuellen medizinischen Wörterbüchern lesen wir dazu Folgendes:

› Pschyrembel (58): „Verdauungsleukozytose: […] physiol., vorübergehende Vermehrung der Leukozyten kurz nach der Nahrungsaufnahme."

› Roche Lexikon Medizin (60): „Leukozytose: Vermehrung der Leukozytenzahl im peripheren Blut auf Werte > 9 000/µl […] v. a. bei Infektionskrankheiten, lokalen Entzündungen, Leukämie; […] sowie die physiologische L. […] n a c h d e m E s s e n (postprandiale L.)"

Gott sei Dank, dass bei einigen Forschern aber doch weiterhin der verwirrende Verdacht bestehen blieb, dass diese unverständliche Reaktion des Körpers auf Nahrungszufuhr eine Abwehrmaßnahme sein könnte so wie gegen Infektionen, Entzündungen, Leukämie. Erst seit den 1920er-Jahren wurden dazu gezielte Untersuchungen von dem Mediziner Paul Kouchakoff in Lausanne durchgeführt (39), die dann schließlich ein verblüffendes Ergebnis hatten: Die Versuche Kouchakoffs ergaben nämlich, dass die Aufnahme von erhitzten Lebensmitteln diese Leukozyten-Reaktion auslöste, die aber bei Verzehr von unerhitzter Nahrung ausblieb.

Die weiteren Untersuchungen zeigten, dass es allerdings auch schon reicht, eine gehörige Portion Unerhitztes vorneweg zu essen und Gekochtes danach, um ebenfalls ein Ausbleiben der

Reaktion zu erzielen. Nur Gekochtes oder zuerst Gekochtes und danach Rohkost zu verspeisen, löste jedoch immer die Leukozytose aus. Die Reaktion beginnt kurz nach der Nahrungsaufnahme, bereits nach drei bis fünf Minuten, sodass es sich hierbei um eine Nervenreaktion handeln muss, die wohl bereits im Mund über das sensorische System (Riechen, Schmecken) gesteuert wird.

Kouchakoff und später auch Kollath fanden, dass mit stärkerer Erhitzung der Nahrung nicht nur eine weitere Erhöhung der gesamten Leukozytenzahl, sondern auch eine Verschiebung der relativen Anteile im Blutbild der weißen Blutkörperchen (Granulozyten, Lymphozyten, Monozyten) stattfindet. Wie Kollath außerdem feststellte, tritt die postprandiale Leukozytose auch bei Verzehr von industriell verarbeiteten Nahrungsmitteln auf, z. B. von Konservenobst, raffinierten Speisefetten, Margarine und Bier. Nach dem Verzehr von Schinken gab es eine besonders heftige Reaktion: Erst nach etwa sechs Stunden normalisierte sich das Blutbild wieder.

Mindestens zehn Prozent der Nahrung müssen roh und vor der Kochkost gegessen werden, damit die Reaktion ausbleibt (36). Die Untersuchungen zeigen, dass z. B. nach einem Frühstück mit einer Tasse gezuckertem Milchkaffee, Brot und Butter die Zahl der weißen Blutkörperchen von normal etwa 6 000/Mikroliter innerhalb von zehn Minuten auf 10 000/µl, binnen 30 Minuten sogar auf 30 000/µl ansteigen kann, um sich dann nach weiteren 90 Minuten wieder zu normalisieren. Erfolgt also die Nahrungsaufnahme in kürzeren Zeitabständen als zwei bis drei Stunden, so kann sich das Blutbild erst während der Nachtruhe wieder normalisieren. Zwischenmahlzeiten, eine Tasse Milchkaffee oder eine kleine Süßigkeit, lassen den Körper also ständig in Alarmbereitschaft auf Hochtouren laufen. Auch fabrizierte und vergorene Nahrungs- und Genussmittel wie Bier, Wein, Fabrikzucker und Essig lösen die krankhafte Verschiebung im Blutbild aus. Über die Hintergründe dieser Prozesse wurde lange gegrübelt. Intensive Forschungen dazu begannen dann in den 1940er-Jahren in Wien (8).

Da die Reaktion wenige Minuten nach Aufnahme der Speise in den Mund beginnt, muss es sich also, wie schon erwähnt, um eine Nervenreaktion handeln. Die Untersuchungen von Tropp und Chalaupka (8) erbrachten die Erkenntnis, dass bestimmte Enzyme (Superoxid-Dismutase, Glykosidase, Myrosinase, Katalase, Peroxydase u. a., die z. T. erst heute bekannt sind), die in rohen Gemüsen und Früchten reichlich vorhanden sind, diese Verdauungsleukozytose verhindern.

Der Schutz der Pflanzenzelle vor diesen abbauenden, selbstzerstörerischen Enzymen (Autophagie) erfolgt durch „Wegsperren" derselben in Vakuolen (Peroxisomen/Bläschen) im Zellplasma-Raum (Abbildung 4). Erst beim Absterben der Pflanze, bei Nährstoff-Mangel oder bei Zerstörung der Zellstrukturen im Verdauungstrakt werden diese aus den Vakuolen befreit und tragen zum Abbau der eigenen Zellstrukturen bei (77).

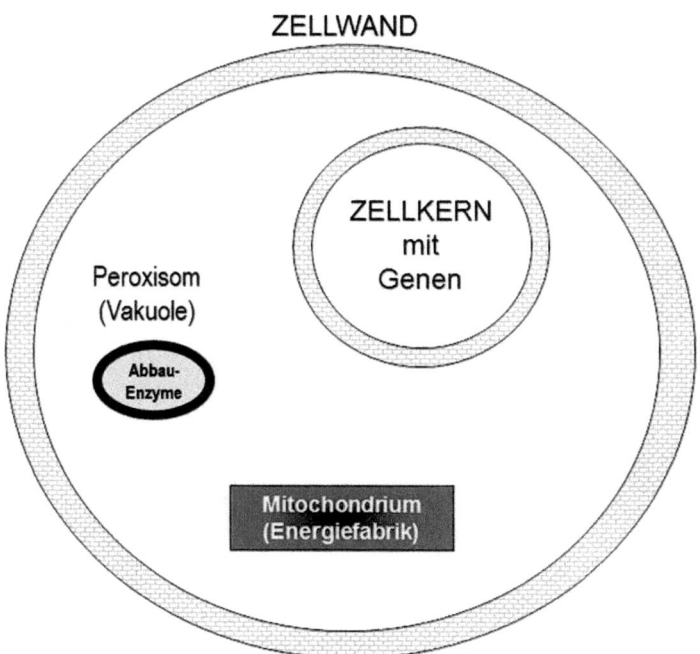

Abbildung 4: Schema einer Pflanzenzelle

Durch die ebenfalls nur in roher Kost enthaltenen Aromastoffe wird den Regelzentren des Körpers signalisiert, dass jetzt
diese Abbau-Enzyme unzerstört zugeführt werden. Davon gelangen dann, trotz der Verdauungssäfte im Magen-Darm-Trakt,
50–80 % der Ausgangsmenge noch unbeschadet bis in den Dickdarm. Sie verbrauchen während ihrer Abbau-Aktivität viel Sauerstoff, machen den Darm also sauerstoffarm. Das aber ist die
Voraussetzung für eine gesunde Darmbakterien-Flora, die fähig
ist, krankmachende Bakterien und Viren einzudämmen. Sauerstoff gelangt ja bei jedem Schlucken von Nahrung oder Ge-
tränken als Luft mit in den Verdauungstrakt.
Die gesunde Darmbesiedelung ist also die wesentliche Voraussetzung dafür, dass unser Abwehrsystem stabil bleibt. Zweite
Bedingung ist die ausreichende Zufuhr an sogenannten Ballaststoffen mit der Nahrung. Gesunde Darmbakterien zerlegen
diese unter Sauerstoffarmut in kurzkettige Fettsäuren (z. B. in
Buttersäure), die das Lebenselixier für die Schleimhautzellen
sind (Abbildung 5, 6).

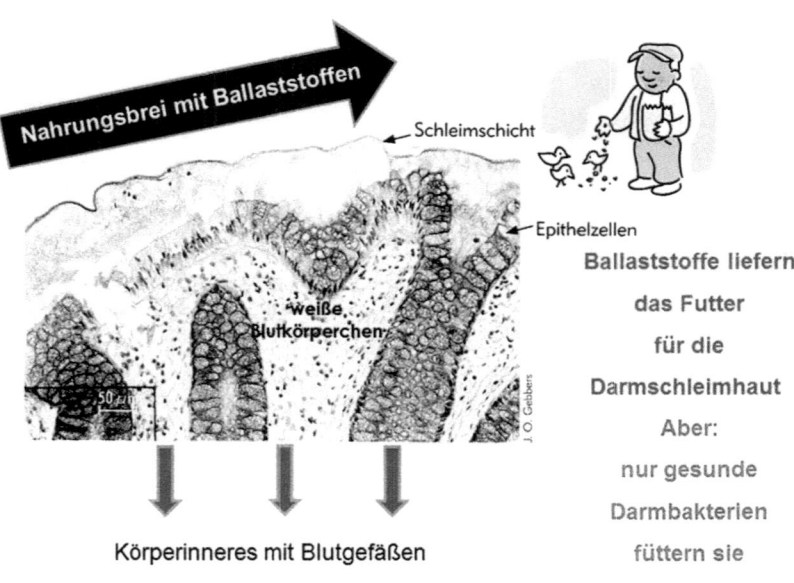

Abbildung 5: Schutzbarriere Darmschleimhaut I

So wird verständlich, dass sich in diesem Raum des Darmes auch mindestens 70 % unseres Immunsystems befinden. Das ist die Burgmauer, auf der und hinter der alle verfügbaren Abwehreinheiten aufgestellt sind.

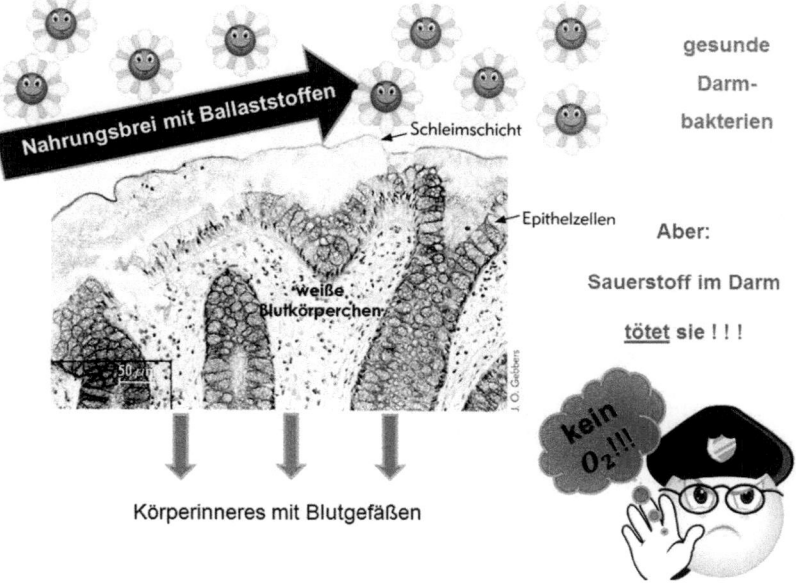

Abbildung 6: Schutzbarriere Darmschleimhaut II

Diese Barriere gesund zu erhalten, ist also von größter Bedeutung. Leider bringen es die heutigen Verzehrgewohnheiten mit sich, dass die perfekte Funktion dieser Barriere gefährdet ist:

- Zu wenig Ballaststoffe in unserem Essen,
- eine zu geringe Zufuhr von unerhitzter Nahrung und
- ein exorbitanter Konsum tierischen Eiweißes

bewirken eine Mangelernährung der Schleimhaut-Schutzschicht und die Förderung Sauerstoff liebender Bakterien, z. B. Fäulnisbakterien.

	18./19.Jhd.	1900	1950	1990	2000	2008
Kohlenhydrate	420	440	410	360	260	270
isolierte Zucker	5	35	80	100	100	125
Ballaststoffe	90	50	40	20	20	25
Fett	25	90	100	130	110	90

Tabelle 2: Änderung der Verzehrgewohnheiten in Deutschland

Die obige Tabelle 2 belegt diese Veränderung der Verzehrgewohnheiten (35):

- Die Zufuhr von k o m p l e x e n Kohlenhydraten in Gemüse, Obst, Getreide hat seit etwa 100 Jahren stetig abge-
nommen.
- Der Konsum r a f f i n i e r t e r Kohlenhydrate, hier Zucker,
stieg hingegen an, der Mittelwert in Deutschland liegt derzeit bei etwas über 100 g/Tag und Person!
- Der Verbrauch der vor 25 Jahren in Verruf geratenen Fette
schwankt dagegen um einen konstanten Mittelwert von
ca. 100 g/Tag und Person.
- Die Aufnahme von Ballaststoffen aus Gemüse, Getreide,
Obst, Nüssen hat jedoch seither konstant und drastisch ab-
genommen.

Betrachten wir die Zusammensetzung unserer Nahrung auf
ihren Ballaststoffgehalt in Anhängigkeit von unserem Essen,
so erkennen wir in Abbildung 7, dass die Art der heutigen Ernährung mit einem hohen Anteil an Fleisch- und Wurstwaren,

Milch und Eiern, Auszugsmehlprodukten (Type 405) wie Nudeln, Brot, Backwaren, Pizza u. ä. diese erforderliche Zufuhr nicht gewährleisten kann.

Auch das tägliche Essen von einem oder zwei Alibi-Äpfeln versorgt den Körper nicht ausreichend mit Ballaststoffen, die der gesunde Darm benötigt. Die verbreitete Angewohnheit, dauernd Obstsäfte und -schorlen als Gesundbringer zu trinken, verkennt die totale Abwesenheit von Ballaststoffen in diesen Drinks.

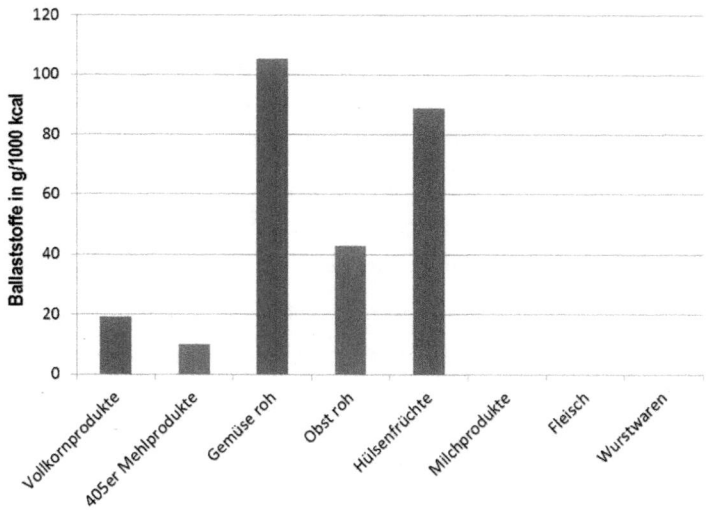

Abbildung 7: Ballaststoffdichte ausgewählter Lebensmittelgruppen

Die Folgen dieser Fehlernährung zeigt die nächste Abbildung 8:

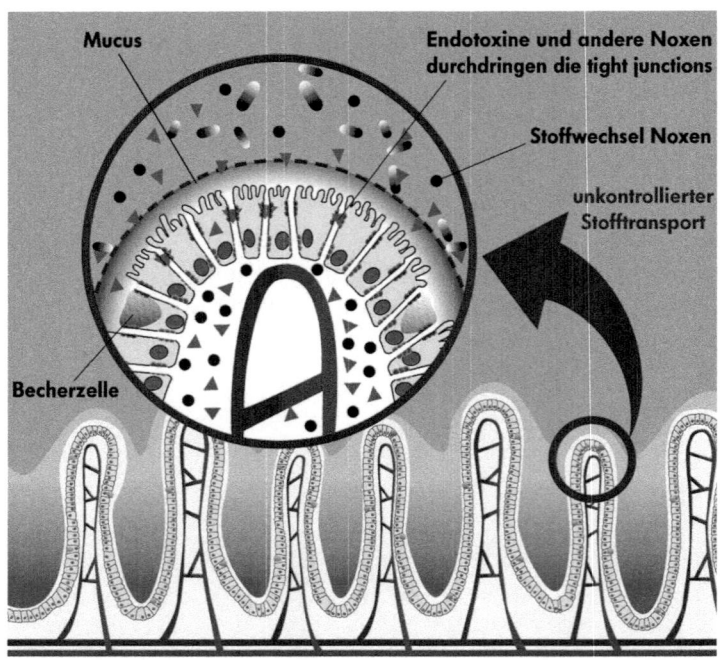

Abbildung 8: Gestörte Darmbarriere mit Leaky-Gut-Syndrom

- Ohne anfangs Rohes zu essen, gelangen keine aktiven Abbauenzyme der Pflanze in unseren Darm.
- Damit wird der im Darm (durch Luftschlucken beim Essen und Trinken) immer vorhandene Sauerstoff nicht aufgebraucht.
- Dieser hat aber wiederum schädliche Folgen für unsere gesunde Darmbakterien-Besiedlung, die nur anaerob, also sauerstofffrei, arbeiten kann.
- Damit können Ballaststoffe, falls überhaupt vorhanden, nicht für die Ernährung der Darmschleimhautzellen zu Buttersäure abgebaut werden.
- Die Folge dieser Mangelernährung ist eine zunehmend löchrige, d. h. durchlässige Schleimhaut-Barriere.

Das Resultat dieser Mangelernährung kann dann in dem sogenannten Leaky-Gut-Syndrom enden, in einem Zustand mit durchlässiger Darmwand. Und die lässt nun nicht nur die für unseren Stoffwechsel wertvollen Baustoffe in Blut und Lymphe passieren, sondern beispielsweise auch Zellwände von Fremdbakterien, eigene Darmbakterien und andere Eiweißbruchstücke, die noch nicht endgültig verdaut sind. Diese Invasoren bewirken dann aber sofort eine Abwehrreaktion unseres Immunsystems: Durch Auslösen einer Entzündung versucht der Körper, die gefährlichen Eindringlinge zu zerstören. Das kann Erkrankungen wie Morbus Crohn, Colitis ulcerosa, aber auch Lebensmittelallergien und -intoleranzen zur Folge haben. Der erhöhte Einstrom von Fremdstoffen belastet unser Entgiftungsorgan, die Leber, zunehmend, die ja zuerst alle aus dem Darm in das Blut gelangten Stoffe empfängt und verarbeiten muss. Ergebnis: Der kranke Darm, hier die Schleimschicht, macht den Menschen krank!

Zusammenfassend sind wir zu folgendem Ergebnis gelangt: Beim Erhitzen der Nahrung (Kochkost) werden sowohl die verdauungsfördernden Abbau-Enzyme wie auch die Signal-Aromastoffe mehr oder weniger vollständig zerstört, also müssen die weißen Blutkörperchen aktiviert werden, um die scheinbar drohende Invasion von „Krankheitskeimen" zu bekämpfen. Da gleichzeitig der Sauerstoffgehalt im Darm zunimmt, kommt es zur Entartung der Bakterienbesiedlung und Minderversorgung der Schleimhaut („Leaky-Gut-Syndrom"), wodurch nun auch giftige, zerstörerische Stoffwechselprodukte in den Blutkreislauf und in die Leber gelangen (27). Der gesamte Abwehrmechanismus des Körpers wird zwecks Entgiftung in Bewegung gesetzt. Dauert der Zustand aber an, wie bei den meisten Menschen mit unseren heutigen Ernährungsgewohnheiten, so erlahmen die ständig überforderten Abwehrkräfte. Folge können die oben erwähnten Zivilisationskrankheiten sein.

Unabdingbar für die Genesung des kranken Darmes ist eine zunehmend ballaststoffreiche, möglichst unerhitzte Kost. Für den Kranken gelten in diesem Zusammenhang besondere Regeln, deren strikte Einhaltung einen, offenbar immer noch wenig bekannten, durchschlagend heilenden Erfolg verspricht. Die

Gesundheit wiederherzustellen, ist möglich, setzt jedoch für eine begrenzte Zeit voraus, das Ernährungsverhalten völlig zu verändern. Auf das in Teil 2.1 bereits beschriebene Lebenswerk des Schweizer Arztes Max Bircher-Benner (7) muss in diesem Zusammenhang noch einmal hingewiesen werden, ist doch die Heilung durch Rohkost nach wie vor eine wirkungsvolle Therapie bei vielen Krankheiten, die durch eine Störung der Darmbesiedlung verursacht wurden. Auch Kollath empfahl dafür, sogar für längere Zeit ausschließlich Rohkost zu verzehren.

Und nach der Heilung sollte man nie die Grundregel vergessen: Schon vor 2 400 Jahren wurde sie von dem griechischen Arzt Hippokrates formuliert: „Das Gemüse esse man ungekocht voraus [...] Gekochtes nimmt man dann als nächsten Gang." Woher wusste er nur schon damals von dem Nutzen dieser Ernährungsweise? Abbildung 9 veranschaulicht, wie wichtig die Reihenfolge der Nahrungsaufnahme im Zusammenhang mit Darmgesundheit und damit intakter Immun-Abwehr ist.

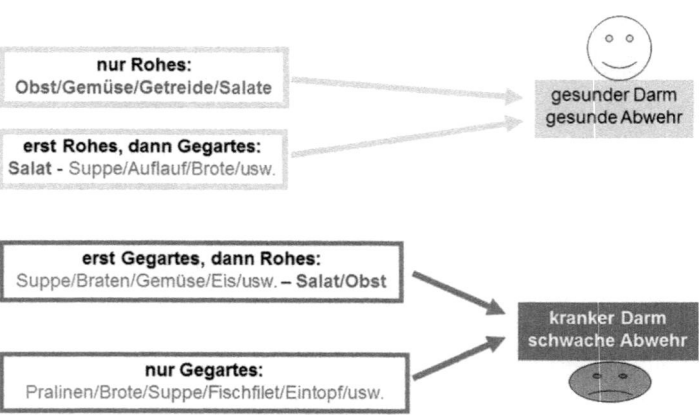

Abbildung 9: Gesundheit hängt von der Reihenfolge unseres Menüs ab

2.2.2 Der Darm – unser zweites Gehirn

Die ersten Hinweise darauf sind auch nicht gerade von gestern
(63), aber wer hört schon in der Schulmedizin auf derartige
Signale, wenn sie nicht durch groß angelegte Studien, finanziell
durch eine daran interessierte Pharmafirma unterstützt, belegt
sind? Nun, immerhin schon Mitte des 19. Jahrhunderts fand der
deutsche Nervenarzt Leopold Auerbach heraus, dass der Darm
von einem gewaltigen Geflecht aus Nervensträngen durch-
zogen ist. Die Bewegungen des Darmes erfolgen nicht etwa
durch Befehle des Kopf-Hirns, sondern werden vom Bauch-
Hirn veranlasst, wie britische Forscher (William Bayliss und
Ernest Starling) wenig später herausfanden: Trennt man die
Nervenverbindungen des Darmes zum Kopf und stimuliert
durch Druck die Darmmuskulatur, so erfolgen die typischen
wellenartigen Zusammenziehungen wie beim Verdauungs-
vorgang. Wir wissen heute, dass die Darmwände von etwa
100 Millionen Nervenzellen durchsetzt sind. Diese verbinden
nicht nur die einzelnen Darmabschnitte miteinander, die auf
diesem Wege Steuersignale austauschen können, um die Verdauungsprozesse zu harmonisieren. Inzwischen wurde auch festgestellt, dass die Nervenverbindungen zum Hirn den Transport
von schädlichen Substanzen dorthin gestatten, was zu Krankheiten wie Alzheimer, Parkinson und Demenz führen kann (63).

2.3 Eiweißspeicher-Krankheiten

Eiweißspeicher-Krankheiten, das ist ein Begriff, mit dem sogar
medizinisches Fachpersonal, selbst Ärzte, oft nichts anfangen
können. Wieso und wo kann der Körper Eiweiß speichern, und
wann ist der Speicher überfüllt und behindert in der Folge den
gesunden Stoffwechselprozess? Fettspeicher, die durch die Zu-

fuhr von Fetten und Kohlenhydraten gefüllt werden, sind jedermann bekannt. Auch über einen Glukosespeicher (Speicherform Glykogen) in der Leber und in den Muskeln verfügt unser Organismus. Das Phänomen Eiweißspeicher, obwohl bereits vor über 50 Jahren wissenschaftlich diskutiert, sollte uns aufmerken lassen und das Interesse wecken für die Kausalität von überfüllten Eiweißspeichern im Gewebe für schwere Erkrankungen. Der Frankfurter Internist Prof. Dr. med. Lothar Wendt (1907–1989) führte in den 1950er- bis 1980er-Jahren intensive Forschungen und Metastudien auf diesem Gebiete durch (80, 81) und konnte mittels elektronenmikroskopischer Aufnahmen z. B. eine um das Zehnfache verdickte Basalmembran an den dünnsten Blutgefäßen, den Kapillaren, bildhaft darstellen. Dieses komplizierte, aber spannende Thema soll im nun Folgenden ausführlich behandelt werden.

Lothar Wendt fand im Laufe der Jahre mithilfe einer außerordentlich umfangreichen Literaturrecherche – heute heißt das eine „Metastudie" – eine Erklärung für einige der heute zum metabolischen Syndrom gezählten zivilisationsbedingten Krankheiten. Dazu gehören in erster Linie die Herz-Kreislauf-Krankheiten mit Bluthochdruck, der sogenannte Altersdiabetes („Zuckerkrankheit"), die Gicht und die Adipositas (Fettsucht).

Wendt suchte einen physiologischen Sinn für das Auftreten von Bluthochdruck, ausgehend von der Vorstellung, dass nichts im lebenden Körper geschehe, ohne dass die inneren biologischen Regelmechanismen dafür einen Grund hätten. Was also ist die Ursache für ein derartiges Ansteigen des Blutdrucks?

Zunächst betrachtete er ausgewählte Erhebungsdaten des Statistischen Bundesamts in Wiesbaden (Jahr 1981) unter dem Aspekt Bluthochdruck und Ernährung (82). Schließlich wurde ja schon damals der Fettverzehr, später auch das Cholesterin, dafür verantwortlich gemacht. Zunächst fiel ihm auf, dass die Herz-Kreislauf-Krankheiten, typisch dafür die Herzinfarkt-Rate, nach dem Ende des Zweiten Weltkrieges beeindruckend, ja bestürzend angestiegen sind, wie wir der Abbildung 10 entnehmen können.

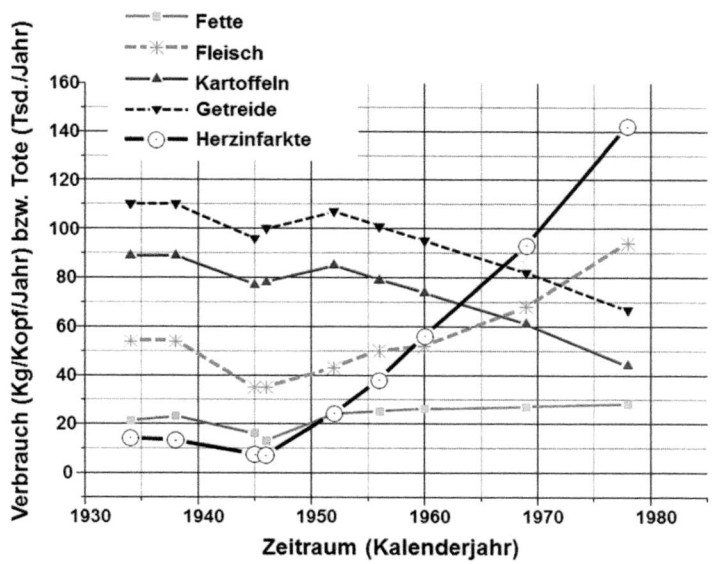

Abbildung 10: Entwicklung des Verzehrs bestimmter
Nahrungsmittel und der Herzinfarkt-Todesrate

Wendt beobachtete jedoch auch noch Folgendes: In den unsäglich schrecklichen Kriegsjahren mit tödlichen Bombardements in den Städten und Massensterben an den Fronten erkennt man einen besonders niedrigen Stand an Herzinfarkt-Toten. Dass es damals keinen Stress gab, kann wohl niemand behaupten, dennoch berichteten auch Lazarettärzte davon, keine durch Infarkt bedingten Todesfälle erlebt zu haben. Der Fettverzehr hat sich über die Jahre, verglichen mit der Herzinfarktrate, kaum deutlich erhöht. Ist also der negative Einfluss des Fettkonsums auf die Herz-Kreislauf-Erkrankungen überschätzt worden? Immerhin ging der Konsum von Kartoffeln und Getreide in Deutschland stark zurück. Hier gab es aber nirgendwo einen Verdacht auf Zusammenhänge. Ein eklatant zunehmender Verzehr von Fleisch nach dem Krieg ist jedoch sehr augenfällig.

Dies gilt nicht nur für die Deutschen, sondern für alle die Nationen, deren Wirtschaftslage und damit das Nationalbudget sich stark verbesserten und verbessern. Es handelt sich also um eine Folge des „besseren Lebens". Heutzutage macht sich gerade China auf, mit drastischen Steigerungen des Fleischverzehrs hinter den reichen Ländern herzueilen: eine wegen der Folgen für die Gesundheit und das Weltklima wohl dramatische Entwicklung.

Betrachtet man allerdings die Werte des absoluten Fleischverbrauchs, so sieht die Sache doch noch etwas anders aus (UGB-FORUM 5/10): Im Zeitraum von 1961 bis 2007 stieg der Verbrauch in den USA von 88,7 auf 122,8 kg, in Deutschland von 64,3 auf 87,9 kg, in China aber von nur 13,9 auf immerhin 53,5 kg pro Kopf und Jahr, das ist jedoch eine beachtenswerte Steigerung um 378 %!

Diese augenfällige und eindrucksvolle Parallelität der Steigerung von jährlichem Fleischkonsum und Herzinfarkt-Rate, wie Abbildung 10 deutlich zeigt, führte Wendt zu der Frage: Was passiert denn in unserem Körper mit diesem wahnsinnig hohen Tier-Eiweiß-Angebot, also bei „Eiweiß-Mast", wie er das nannte? Ist das verkraftbar, gibt es dafür Speicherplätze, kann es auch Schaden bringen, das so wertvolle Eiweiß, das Protein (gr. protos: der erste, wichtigste Nährstoff!)? Wo doch nach den entbehrungsreichen Kriegsjahren die unanfechtbare Devise galt: „Fleisch ist ein Stück Lebenskraft!", besonders für den männlichen Homo sapiens!

Sehen wir uns noch mal kurz die Verarbeitung und Aufschließung der drei Hauptnährstoffe in unserem Körper an (obige Tabelle 1), wobei in diesem Kapitel ja nur das Eiweiß (Protein) interessiert: Die Eiweißverdauung beginnt demnach erst im Magen, indem die komplexen großen Eiweißmoleküle mit Magensäure und Pepsin in die etwas kleineren Polypeptide zerlegt werden. Diese Prozesse der Eiweißaufspaltung setzen sich dann anschließend im Dünndarm fort, wo Wirkstoffe (Enzyme) aus dem Pankreas (Bauchspeicheldrüse) und der Dünndarm-Schleimhaut weitere Arbeit leisten, bis die Proteine so zerkleinert sind (in Aminosäuren), dass sie die Darmwand passieren können und mit dem Blut in die Leber gelangen. Für diesen Transport wird Cholesterin benötigt, das gemeinsam mit den Aminosäuren, Fetten und Phospholipiden sogenannte Lipoproteine bildet.

Wie geht aber nun unsere Leber mit dem in den letzten Jahrzehnten ständig steigenden Zustrom an tierischem Eiweiß bzw. dessen Abbauprodukten um? Wie viel davon benötigt sie für unsere Lebensprozesse, wie viel kann sie entsorgen, wie viel kann sie eventuell speichern? Schauen wir uns an, was in der Leber passiert (Abbildung 11).

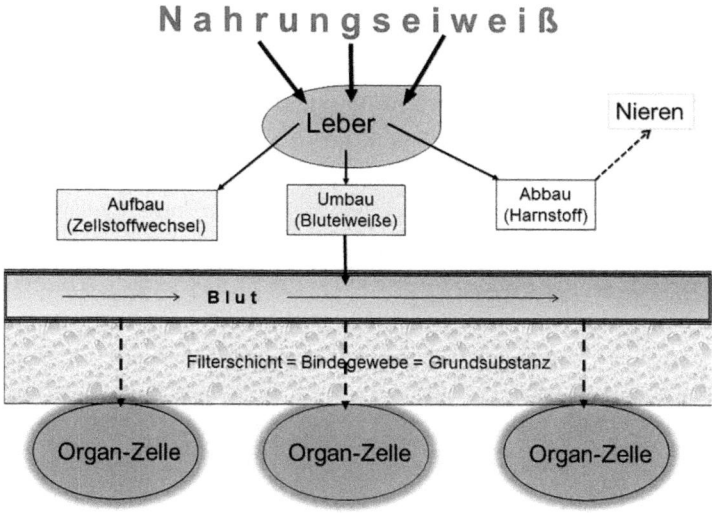

Abbildung 11: Verarbeitung der anströmenden Eiweißbausteine in der Leber

Die kleinen Eiweiß-Bausteine (Aminosäuren) gelangen also aus dem Darm über ein großes Blutgefäß, die Pfortader, in die Leber. Diese ist ein Organ, das wegen seiner vielfältigen Aufgaben, besonders nachts, auf Hochtouren läuft. Somit benötigt auch sie für ihre eigene Zellerneuerung viel Eiweiß, ebenso auch für den Aufbau zahlreicher Wirkstoffe. Dann müssen natürlich auch alle übrigen Billionen von Körperzellen durch die Leber mit dem dort genauso nötigen Eiweiß versorgt werden. Zu diesem Zweck gibt sie die entsprechend umgebauten Stoffe ins Blut ab, als Bluteiweißstoffe, vornehmlich Albumine. Das Blut ist ja sozusagen unsere Post im Körper: Es transportiert die wichtigen, lebenserhaltenden Stoffe an die Empfängerzellen und die anfallenden unnützen Reaktionsprodukte wieder hinaus. Was dann in der Leber immer noch an Eiweißresten vorhanden ist, wird hier mit speziellen Wirkstoffen (Enzymen) zu Harnstoff abgebaut, der über das Blut und anschließend die Nieren im Urin ausgeschieden wird.

Das funktionierte seit Hunderttausenden von Jahren ganz befriedigend, ausgenommen sehr lange Hungerzeiten, die ja auch noch in den vorangegangenen Jahrhunderten bei der armen Landbevölkerung Europas durchaus gang und gäbe waren. Aber auch heute gibt es das noch immer, vor allem in den armen Entwicklungsländern. Doch auch das Gegenteil war früher schon zu beobachten: Bei einer kleinen Gruppe sehr reicher Menschen, die viel Fleisch als Zeichen des Wohlstands aßen, zeigte es sich nämlich, dass dies nicht ohne gesundheitliche Schäden blieb (z. B. die Podagra des „Alten Fritz" und arteriosklerotische Spuren bei Mumien von Pharaonen). Das gilt auch für die heute weitverbreitete Gichterkrankung, wie eine jüngere Studie (2004) mit über 47 000 Männern zeigte (15).

Also lautete Wendts nächste Frage: Wo bleibt das überschüssige Eiweiß? Die Schulmedizin ist allerdings bis heute davon überzeugt, dass es keine Eiweißspeicher gibt. Ist das sinnvoll, wo doch Eiweiß ein so wichtiger Baustein ist?

Wendt postulierte aber diese Speicherung und fand das auch später in vielen Arbeiten seiner Kollegen bestätigt. Das Resultat seiner jahrelangen Forschungen: E s g i b t s i e , d i e E i w e i ß s p e i c h e r ! Sie dienen der Vorratshaltung für Notzeiten, wie das in Abbildung 12 schematisch gezeigt ist.

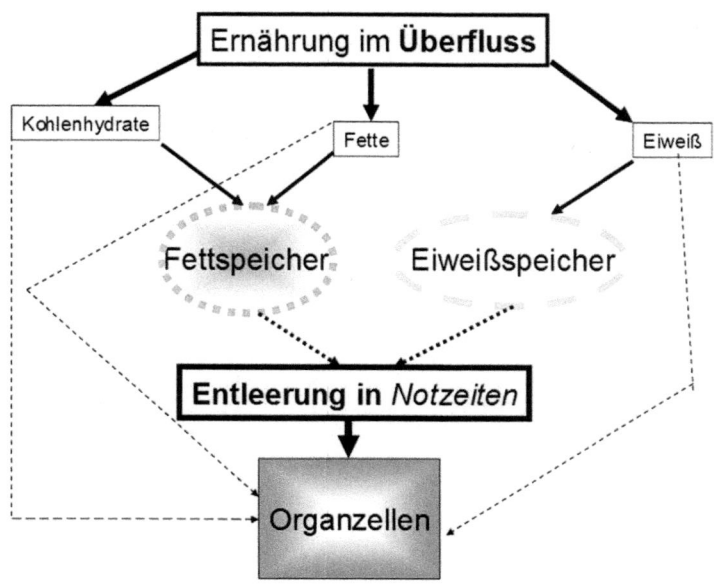

Abbildung 12: Weg der Hauptnährstoffe im Körper

Die im Übermaß aufgenommenen Fette werden in den Fettspeichern abgelegt. Das ist allgemein anerkanntes Wissen. Genauso werden überflüssige Kohlenhydrate, nachdem sie in die Speicherform Fett umgewandelt wurden, in dieselben Fettspeicher befördert. In Notzeiten ermöglichen diese dann unserem Körper zu überleben.

Alle Eiweißstoffe, die nicht von der Leber selbst verwertet bzw. zu Harnstoff abgebaut werden können, gehen also umgebaut ins Blut, wo sollten sie auch sonst bleiben? Unser Kreislauf, angetrieben von der mächtigen Pumpe Herz, verteilt das Blut mit den darin enthaltenen Nähr- und Vitalstoffen, einschließlich des Wassers und Sauerstoffs, bis in die entferntesten Regionen des Körpers. Um alle Zellen versorgen zu können, muss sich das ursprünglich großvolumige Adernetz (Arterien) immer weiter verfeinern und vermehren, bis in den Versorgungsgebieten ganz feine Äderchen, die Kapillaren, alle Zellen zu füttern vermögen. Vereinfacht zeigt das Abbildung 13:

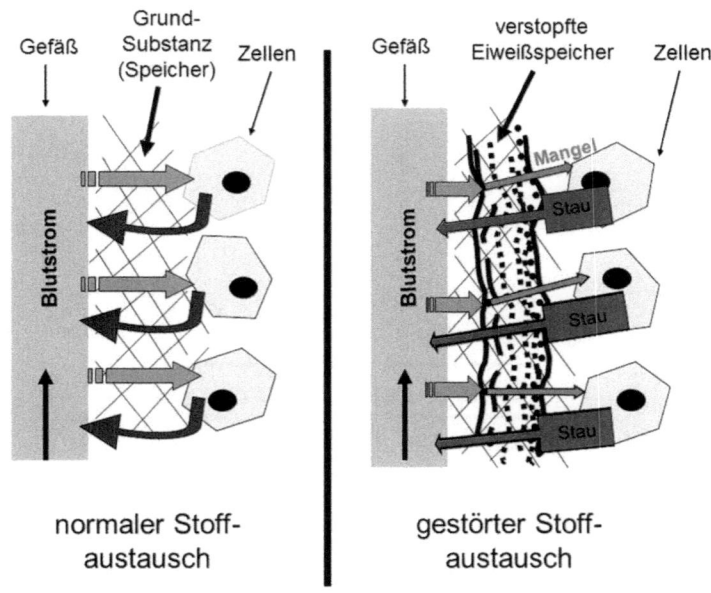

normaler Stoff-
austausch

gestörter Stoff-
austausch

Abbildung 13: Schema der Eiweißspeicherung
im Bindegewebe (Grundsubstanz)

Die Kapillaren sind durch die Grundsubstanz, eine Filterschicht
(Basalmembran und Bindegewebe), von den zu versorgenden
Organzellen getrennt. Der gesamte Vitalstoffstrom (rot) und
der Rücktransport der bei den Reaktionen in der Zelle anfallenden Reststoffe (blau) müssen durch diese Schicht wandern.
Die feinen Blutgefäße sind auf der Innenseite mit einer Schicht
von Wächterzellen (Endothelzellen) überzogen, die folgende
lebenserhaltende Aufgaben haben:

- die Passage von Wasser und im Blut gelösten Nährstoffen
  ermöglichen
- die Reaktionsprodukten der Zelle ins Blut zurückzu-
  transportieren
- die Fließeigenschaften des Blutes (Gerinnungsstatus) zu kon-
  trollieren
- Bluteiweiß in Speichereiweiß umzuwandeln

Das Letztere ist nun der entscheidende Punkt der Wendt'schen Erkenntnisse! Wie geht das vor sich? Abbildung 14 stellt das Ganze detaillierter dar.

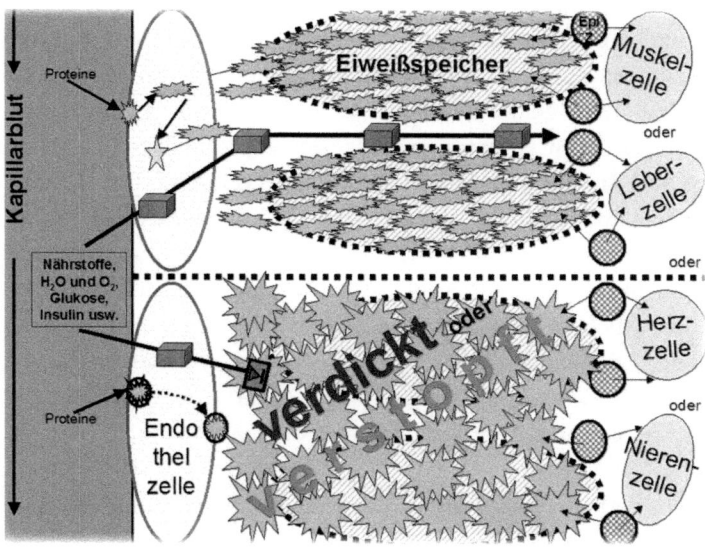

Abbildung 14: Eiweißspeicherung und
Behinderung der Transportweg

Betrachten wir zunächst die obere Seite der Abbildung 21: Die Endothelzellen nehmen bei einem Überangebot an Eiweiß im Blut dieses in sich auf und verarbeiten es in einem speziellen Stoffwechselprozess (32). Das Resultat, eine Verbindung aus Eiweißen und Zuckerstoffen, Proteoglykane (PG) bzw. Glykosaminoglykane (GAG) oder Mukopolysaccharide, wird dann auf der anderen Seite ausgeschüttet und dort gelagert. Das ist der gesuchte Eiweißspeicher! Er kann einige Nanometer bis wenige Mikrometer breit sein. In Hungerzeiten bauen die Zellen auf der anderen Seite (Epithelzellen oder Perizyten), am Rande der Organzellen, diese Verbindungen wieder ab und servieren die Bestandteile „mundgerecht" den danach hungernden Zellen.

Das Problem entsteht dann, wie die untere Seite der Abbildung 14 zeigt, wenn der Eiweißüberschuss im Blut so groß ist, dass die Endothelzellen überfordert sind. Einerseits müssen sie die Bluteiweiße herausholen, sonst stirbt der Mensch schockartig an einer Hyperproteinämie (Blutgerinnung, Gefäßverstopfung, keine Nähr- und Sauerstoff-Versorgung!). Andererseits sind ihre enzymatischen Umwandlungssysteme nicht potent genug, um alles Eiweiß in die geforderte, notwendige Speicherform umzubauen. Um sich selbst zu befreien und arbeitsfähig zu bleiben, geben sie also die gar nicht oder nur teilweise verarbeiteten Eiweißstoffe an die dahinter liegende Grundsubstanz ab. Das Problem besteht nun darin, dass diese fehlerhaften Produkte nur sehr schlecht für alle anderen Nährstoffe durchlässig sind. Denn die „ordentlichen" PGs und GAGs sind so weise geformt, dass sie, je nach der zu transportierenden Substanz, wechselnde Porenöffnungen bilden. Dies hängt natürlich auch davon ab, was die zu versorgenden Organzellen an Bedarf melden.

Wendt erhielt zwar schon früh aus den Publikationen von Forschern die Bestätigung für derartige Eiweißablagerungen, aber erst der Siegeszug des Elektronenmikroskops brachte die Gewissheit. In Abbildung 15 kann man die Eiweißablagerungen bei Gesunden und bei Kranken tatsächlich deutlich erkennen.

In beiden Fällen ist, in gleicher Vergrößerung, ein Querschnitt durch jeweils eine Kapillare zu sehen, das heißt, das Blut fließt z. B. von oben nach unten durch diese Haargefäße (Kapillarlumen). In der linken Aufnahme sieht man eine dünne Basalmembran (BM) eines Gesunden, im rechten Bild hingegen die auf das Zehnfache angewachsene Trennschicht aus Basalmembran (BM) + Eiweißdepots (D) zwischen Blutgefäß und zu versorgenden Zellen. Das bedeutet für den Stofftransport bei etwa zehnfacher Membranverdickung, dass in derselben Zeit nur noch ein geringer Bruchteil an Substanzen hindurchströmen kann. Und diese Mangelversorgung hatte in dem konkreten Fall den Tod des 35-jährigen Patienten zur Folge.

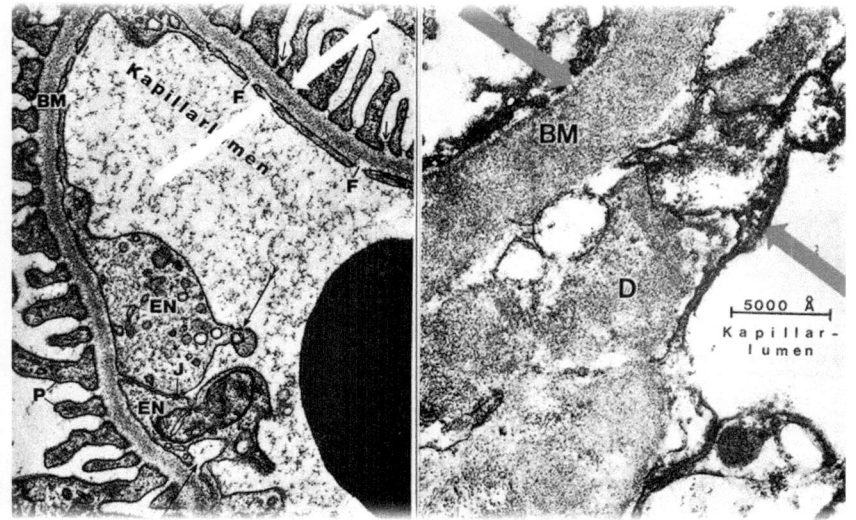

Abbildung 15: Kapillarbasalmembranen eines Gesunden
und eines Kranken (Elektronenmikroskopie)

Wie hat der Körper in der Zwischenzeit reagiert, in der Zeit also,
während derer sich diese Widerstandsschicht langsam aufbaute?
Wir wissen heute, dass sich diese Entwicklung über mehrere
Jahrzehnte hinziehen kann.

2.3.1 Bluthochdruck

Betrachten wir also zunächst das Problem Bluthochdruck, der
eine typische Folge derartiger Membranverdickungen ist. In
der Regel kommen wir mit einem intakten, funktionsfähigen
Herz-Kreislauf-System zur Welt. Der relativ einfach zu messende
Blutdruck zeigt uns im Laufe des Lebens immer wieder an, ob
diese unsere Gesundheit anhält. Seine Erhöhung ist meist der
erste Hinweis auf den Beginn einer Eiweißspeicher-Krankheit.
Zwecks Klassifizierung der Hypertonie-Typen wurden die in
der Tabelle 3 genannten Werte festgelegt (21).

Blutdruck-Kategorie	Blutdruck (mm Hg)	
	systolisch	diastolisch
optimal	< 120	< 80
normal	120 - 129	80 - 84
hoch normal	130 - 139	85 - 89
Grad 1 Hypertonie (leicht)	140 - 159	90 - 99
Grad 2 Hypertonie (mittelschwer)	160 - 179	100 - 109
Grad 3 Hypertonie (schwer)	≥ 180	≥ 110
isolierte systolische Hypertonie	≥ 140	< 90

Tabelle 3: Definition und Klassifizierung der Blutdruckwerte

Es ist also für jedermann dringend empfehlenswert, diese Messungen regelmäßig durchzuführen, entweder selbst zu Hause, in der Apotheke oder bei einem Arzt. So lässt sich relativ einfach und frühzeitig feststellen, ob man langsam in einen gefährdenden Blutdruck-Bereich gerät. Man unterscheidet bei der Messung zwei angezeigte Werte: den systolischen (höheren) und den diastolischen (niedrigeren) Druck. Ersterer zeigt uns die Schlagkraft des Herzens an, der zweite Wert die federnde Wirkung der Adern zwecks Blutrückflusses in der Herzschlag-Pause.

Die typische Blutdruck-Messeinrichtung hat eine aufzupumpende Oberarm-Manschette und ein den Pulsschlag abhörendes Stethoskop bzw. heute meist ein elektronisches, digitales Anzeigegerät. Ungenauer, aber für die regelmäßige Kontrolle ausreichend, sind Handgelenk-Messgeräte. Bei allen modernen Geräten werden die beiden Messwerte elektronisch angezeigt, meist auch noch die Pulsfrequenz.

Die Medizin unterscheidet, je nach Ursache, zwei unterschiedliche Hochdruckkrankheiten: die essenzielle und die symptomatische Hypertonie (Abbildung 16). Die symptomatische Hypertonie ist Folge der Erkrankung ganz bestimmter Organe, am häufigsten der Niere, und macht mit etwa zehn Prozent aller Fälle nur einen geringen Teil dieser Krankheit aus. Die Therapie wird hierbei immer an die Ursachen gehen können, also z. B. anstreben, die gestörte Nierenfunktion wieder herzustellen.

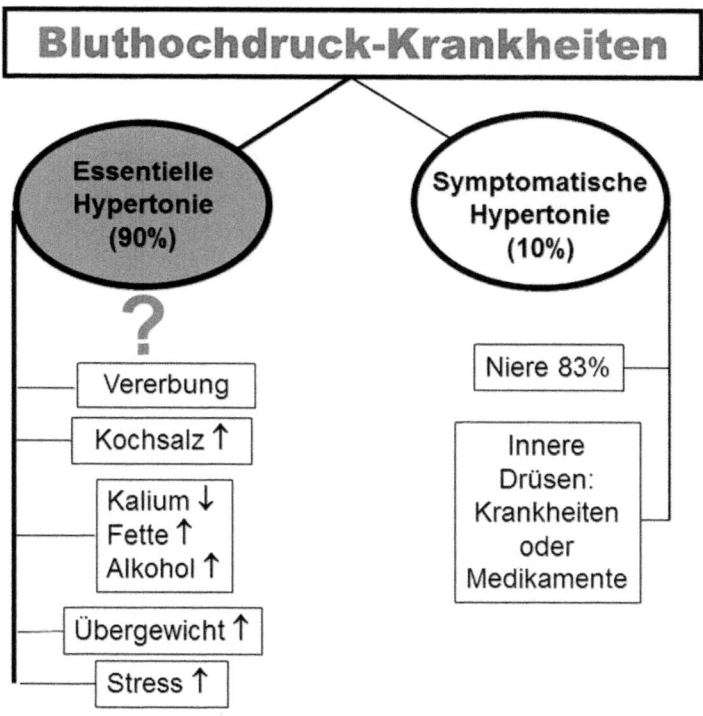

Abbildung 16: Einteilung der Hypertonie

Anders sieht es mit der essenziellen Hypertonie aus, wofür eine Reihe von Risikofaktoren verantwortlich gemacht wird. Außerdem gilt noch immer die irrige Meinung, dass sich mit zunehmendem Lebensalter der Blutdruck erhöhe. Hat man die entsprechende Brille auf, so bestätigen die Statistiken auch ein solches Bild.

Das Verblüffende jedoch ist, dass es in der Schulmedizin bisher keine grundlegende Erklärung für die Entstehung der Hypertonie gibt. Therapien werden heute in unterschiedlichster Form angeboten, keine davon allerdings orientiert sich an der Ursache dieser Krankheit. Alle zielen darauf ab, die Symptome zu lindern bzw. zu beseitigen. Die Begründung für diese Praxis ist: „Wenn wir Ihren Blutdruck nicht senken können, dann werden Sie früher oder später mit hoher Wahrscheinlichkeit einen Herzinfarkt oder Schlaganfall erleiden müssen." Der Betroffene durchläuft in der ärztlichen Praxis dann meist zwei Stationen (70), wie es Abbildung 17 zeigt.

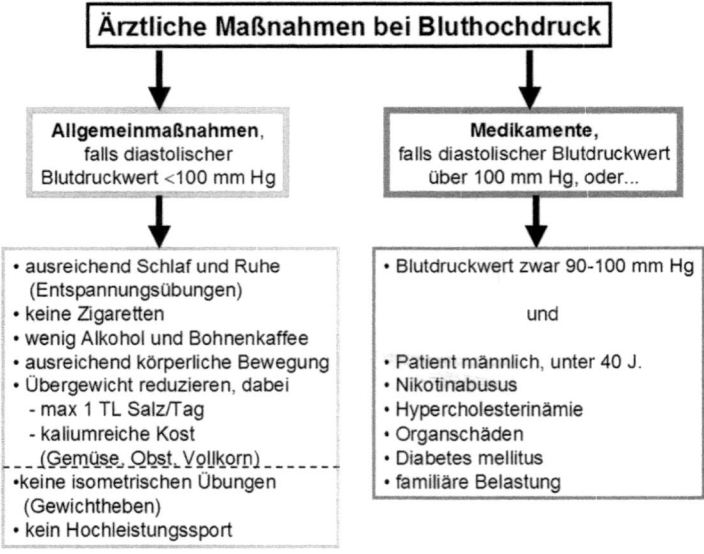

Abbildung 17: Ärztliche Maßnahmen bei essenzieller Hypertonie

Die erste Handlung des Arztes orientiert sich an den Blutdruckwerten. Hierbei gilt es immer zwischen dem systolischen (dem höheren) und dem diastolischen Wert (dem niedrigeren) zu unterscheiden. Ist der diastolische Wert nur leicht erhöht (max. 100 mm Hg), so werden meist Maßnahmen empfohlen, die die „Risikofaktoren" reduzieren sollen, z. B. ausreichender Schlaf, mehr Bewegung, wenig Tabakrauchen, Alkohol usw. Übersteigt der kritische diastolische Wert allerdings 100 mm Hg, so werden Medikamente verordnet. Das ist allerdings auch dann der Fall, wenn zusätzlich zu einem Blutdruck unter 100 mm Hg noch bestimmte Risikofaktoren dazukommen, auch das männliche Geschlecht ist bei Menschen unter 40 Jahren ein solcher.

Und wenn die allgemeinen Maßnahmen doch nichts nützen, muss man eben ein Leben lang „seine" Medikamente einnehmen! Und so werden die unterschiedlichsten Medikationen verordnet, die immer an einem Symptom angreifen und einen kritischen Wert verändern, aber nie das Übel an der Wurzel packen und beseitigen. Natürlich hat jedes Medikament seine Nebenwirkungen. Auch wenn die meisten Betroffenen gar nicht erst den Beipackzettel lesen, spüren sie diese doch. Ein paar davon sind in Abbildung 18 benannt.

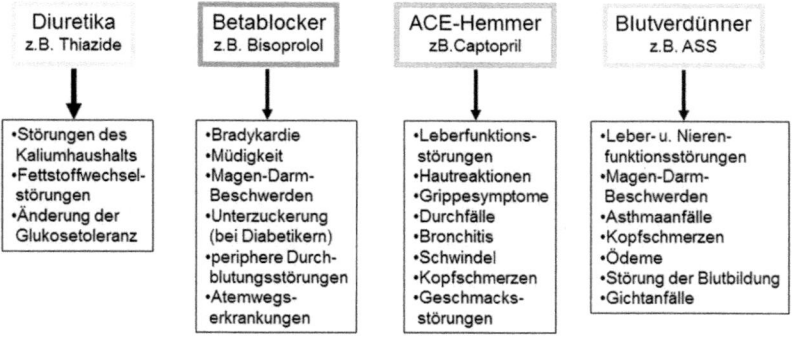

Diuretika z.B. Thiazide	Betablocker z.B. Bisoprolol	ACE-Hemmer zB.Captopril	Blutverdünner z.B. ASS
•Störungen des Kaliumhaushalts •Fettstoffwechsel- störungen •Änderung der Glukosetoleranz	•Bradykardie •Müdigkeit •Magen-Darm- Beschwerden •Unterzuckerung (bei Diabetikern) •periphere Durch- blutungsstörungen •Atemwegs- erkrankungen	•Leberfunktions- störungen •Hautreaktionen •Grippesymptome •Durchfälle •Bronchitis •Schwindel •Kopfschmerzen •Geschmacks- störungen	•Leber- u. Nieren- funktionsstörungen •Magen-Darm- Beschwerden •Asthmaanfälle •Kopfschmerzen •Ödeme •Störung der Blutbildung •Gichtanfälle

Abbildung 18: Nebenwirkungen einiger Antihypertensiva

Mit der oben geschilderten stetigen Verdickung der Filterschicht (Basalmembran + Bindegewebe) wird auch die Versorgung der Zelle mit dem Haupt-Lebensstoff Wasser zunehmend eingeschränkt. Die körpereigenen Regelsysteme signalisieren dem Gehirn also, dass es notwendig sei, den Blutdruck zu erhöhen, um den gewachsenen Transportwiderstand für den Wasser-Einstrom zu überwinden. Denn bekanntlich bekommen wir mehr durch verstopfte Filter, wenn wir den Wasserdruck erhöhen (Abbildung 19).

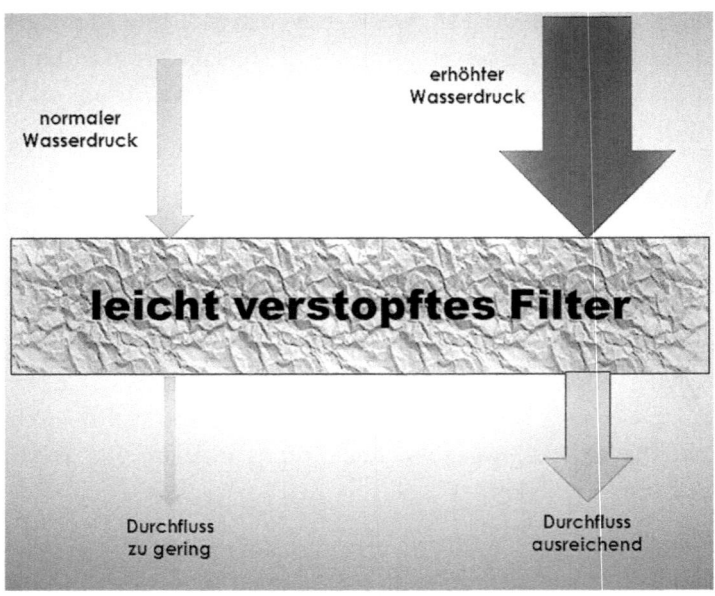

Abbildung 19: Überwindung einer Filterverstopfung durch Druckerhöhung

Und diese Blutdruckerhöhung stellt die Durchflussmenge der benötigten Stoffe für unsere Körperzellen so perfekt sicher, dass die Betroffenen von ihrem Problem im Inneren gar nichts mitbekommen. Bekanntlich stellen viele Menschen mit Bluthochdruck diesen erst fest, wenn sie aus irgendeinem Grunde den Arzt aufsuchen, der dann auch mal den Blutdruck misst. Die Abbildung 20 zeigt diese Regulationen schematisch und die „Lösungsmöglichkeiten" des Arztes für dieses Problem.

Die von dem Wassermangel betroffene Muskelzelle signalisiert dem Gehirn über spezielle Botenstoffe (81), dass ein dringender Wasserbedarf existiert. Die Möglichkeiten, dem zu begegnen, sind vielfältig: So kann z. B. der Pressdruck des Herzens erhöht werden. Zu diesem Zweck reizen dann Nervensignale den zuständigen Beta-Rezeptor am Herzen, oder auslösende Hormone gelangen auf dem Blutwege zum Herzen.

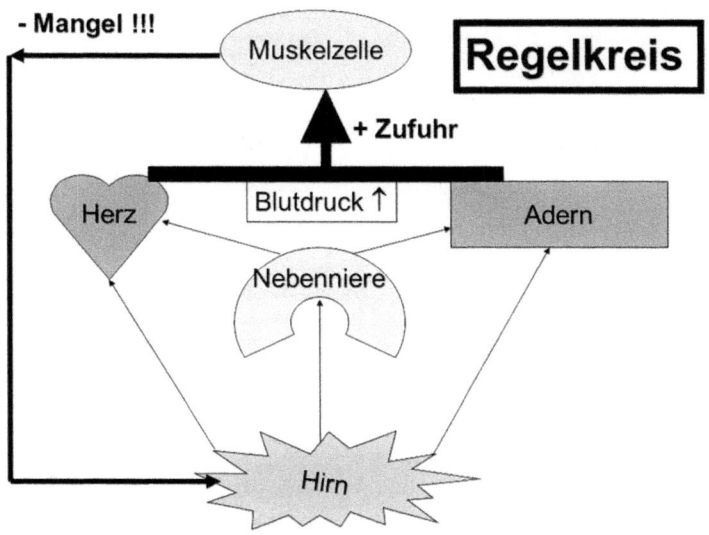

Abbildung 20: Physiologischer Regelkreis bei
Hypertonie und ärztliche Maßnahmen

Die andere Möglichkeit besteht darin, den Pressdruck des arteriellen Systems zu erhöhen, indem die Blutgefäße, wieder teils nervlich, teils hormonell, verengt werden, z. B. indem das Angiotensin-konvertierende Enzym ACE stimuliert wird.

Die ärztliche Aufgabe besteht also darin, den Blutdruck mit einem Medikament zu senken, das genau an dem Orte angreift, der für die Druckerhöhung zuständig ist (Abbildung 21). Also entweder am Nerveneingang zum Herzen, dem Beta-Rezeptor, um das Signal „Druck erhöhen!" zu blockieren (das ist der „Betablocker"), oder an dem zwecks Aderverengung erhöhten Enzym (das ist dann der „ACE-Hemmer"). Wegen der Gefährdung des Herzens in der Folge des Hochdrucks werden weitere Medikamente verordnet, die sich auf die infarktförderlichen Komponenten wie erhöhte Gerinnungsneigung („Blutverdünner"), Cholesterin („Statine") oder Kalzium („Ca-Antagonisten") beziehen.

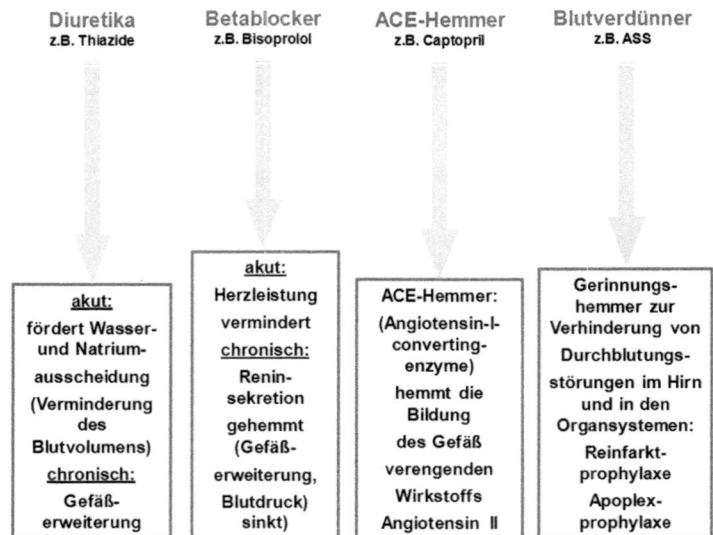

Diuretika z.B. Thiazide	Betablocker z.B. Bisoprolol	ACE-Hemmer z.B. Captopril	Blutverdünner z.b. ASS
akut: fördert Wasser- und Natrium- ausscheidung (Verminderung des Blutvolumens) **chronisch:** Gefäß- erweiterung	**akut:** Herzleistung vermindert **chronisch:** Renin- sekretion gehemmt (Gefäß- erweiterung, Blutdruck) sinkt)	ACE-Hemmer: (Angiotensin-I- converting- enzyme) hemmt die Bildung des Gefäß verengenden Wirkstoffs Angiotensin II	Gerinnungs- hemmer zur Verhinderung von Durchblutungs- störungen im Hirn und in den Organsystemen: Reinfarkt- prophylaxe Apoplex- prophylaxe

Abbildung 21: Medikamentöse Behandlung des
Bluthochdrucks und gewollte Wirkungen

2.3.2 Arteriosklerose

Damit, so könnte man meinen, hat der Arzt alles in den Griff
bekommen, die Werte sind ja wieder „im grünen Bereich".
Und damit werden wir sicher auch der Arteriosklerose („Adern-
verkalkung") Einhalt gebieten können und dem grausamen
Schicksal Herzinfarkt oder Schlaganfall entkommen. Dass dem
jedoch nicht so ist, zeigt eine Studie aus Göteborg (81). Hierbei wurden 504 Patienten nach einem Herzinfarkt über längere
Zeit beobachtet. Immerhin zwei Drittel von ihnen hatten
keinen dafür verantwortlichen Bluthochdruck. Statistisch gesehen, sind ja auch nur ca. 35 % aller kardiovaskulären Ereig-
nisse auf Hypertonie zurückzuführen, 65 % aller Fälle haben
andere Ursachen (14). Resultat der Studie: Während die Zahl
der Todesfälle aus beiden Gruppen innerhalb von zwei Jahren
gleich war, verwunderte die Ärzte aber sehr, dass die Zahl der
Re-Infarkte bei der Hypertonie-Gruppe doppelt so hoch war

wie in der anderen Gruppe, obwohl der Hochdruck in allen Fällen gut eingestellt war.

Erinnern wir uns: Das Problem besteht ja doch darin, wie Wendt gezeigt hat, dass die Verdickung bzw. Verstopfung der Kapillarmembranen nicht aufgehoben wird durch die unterschiedlichsten Medikationen. In dem Maße aber, in dem trotz der Medikamente die Eiweißstauung weiterhin steigt, also die Gefahr der Eiweißüberlastung des Blutes, müssen andere Mechanismen zu Hilfe eilen. Die Endothelzellen der Kapillaren allein bewältigen diesen Ansturm nicht mehr. Deshalb müssen sich nun auch die Endothelzellen der größeren Gefäße, bis hin zu den Arterien und den Herzkranzgefäßen, an dem Eiweißaufnahme-Prozess beteiligen. Es werden zunehmend Proteine, aber auch von Fette in die Arterienwände eingelagert. Das bewirkt mehr oder weniger starke Ausbeulungen der Gefäßwände („fatty streaks"). Der Blutdurchfluss wird dadurch behindert, der Strom verlangsamt. Strömungsverlangsamung und erhöhter Druck durch Rückstau weiterer Substanzen im Blut ist der Impuls für die Arterien-Endothelzellen, auch diese, ebenfalls durch Verdickung und Verstopfung der Kapillarmembranwände, rückgestauten Stoffe in den Gefäßwänden abzulagern.

Die Hauptrolle spielen bei diesem nun folgenden, sogenannten atheromatösen Geschehen (Verengung der Blutgefäße) die Lipoproteine (81). Dies sind im Wesentlichen drei komplexe Verbindungen, die dem Zweck dienen, den Transport von unterschiedlichen Anteilen an Cholesterin, Fetten, Eiweißen und Phospholipiden im Körper zu gewährleisten. Die größten, die VLDL (very low density lipoprotein) sind für den Verbund-Transport der Fette aus dem Darm hin zur Leber zuständig, die mittelgroßen LDL (low density lipoprotein) transportieren in sich die für den Zellstoffwechsel wichtigen Fette (Triglyzeride) und das Cholesterin durch das Bindegewebe hin zur verbrauchenden Zelle. Benötigt wird das Cholesterin hier, um Zellmembranen, Hormone und Vitamin D aufzubauen. Schließlich besorgen die kleinen HDL (high density lipoprotein) den

Rücktransport von nicht benötigtem Cholesterin zur Leber, wo es in Galle umgewandelt wird.

Neben den für unser Thema uninteressanten VLDL sind die LDL immer noch so groß, dass das darin enthaltene Cholesterinmolekül in der durch die Eiweißverstopfung schlecht passierbaren Kapillarmembran stecken bleibt. Dadurch wird der Cholesterin-Rückstau im Blut verursacht. In der Folge, wie gesagt, müssen die Endothelzellen der größeren Blutgefäße nun auch noch dieses Molekül in ihre Wände mit einbauen n. Die genannten biochemischen und strukturellen Veränderungen der Arterienwände wirken auf das Kalzium im angrenzenden Bindegewebe und lösen dieses heraus, indem sie es mit in die Arterienwand und die zwischengelagerten glatten Muskelzellen einbauen („Arterienverkalkung"). Hier entstehen dann sogenannte Plaques (narbige Bezirke, Atherome), die bei Druckbelastung platzen und zu Rissen in der Gefäßwand führen können. Das ist dann die Ursache für Blutungen, in deren Folge Gerinnungsprozesse zu thrombotischen Verstopfungen der Herzkranzgefäße (Herzinfarkt) oder der Blutgefäße im Gehirn (Schlaganfall/Apoplex) führen.

Die Krankheit entwickelt sich schleichend und wird von dem Betroffenen in den Anfangsjahren auch gar nicht bemerkt (80): Eie erste Phase, die zunehmende Überfüllung der Eiweißspeicher im Kapillarbereich, den feinsten Blutgefäßen, dauert zwischen sechs und zwölf Jahren. Erst dann beginnt die Atheromatose der Arterienwand durch Aufnahme von Cholesterin und Fetten mit zunehmender Verkalkung und dauert wiederum sechs bis zwölf Jahre, ehe sie das Ausmaß erreicht hat, das zu Herzinfarkt bzw. Schlaganfall führen kann (Abbildung 22).

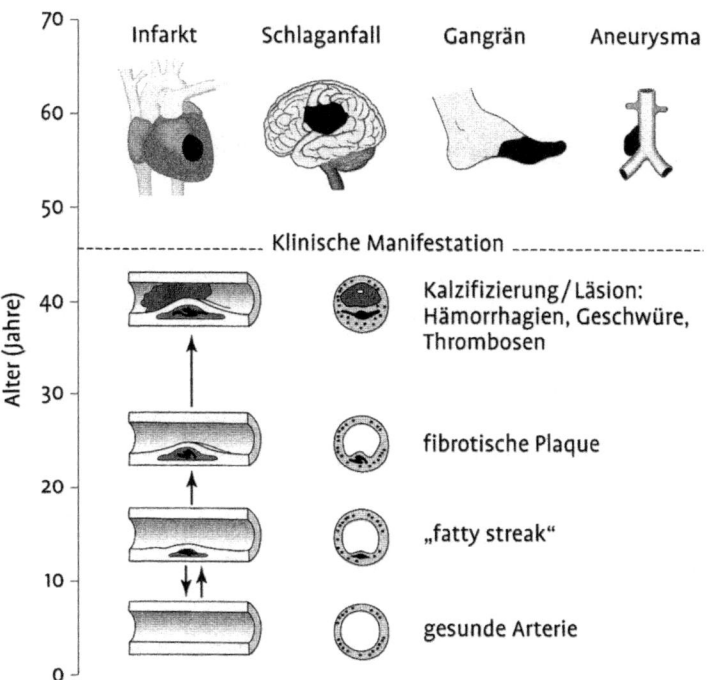

Abbildung 22: Entwicklung einer Arteriosklerose und deren Folgen

2.3.3 Raucher-Arteriosklerose

Warum werden aber selbst vegetarisch lebende Zigarettenraucher von Herzinfarkten oder Schlaganfällen ereilt? Spielen hier andere Ursachen eine Rolle, oder gibt es eine Erklärung im Sinne von Wendt? Zu dieser Frage gab es langjährige Auseinandersetzungen im Bereich der Medizin. Letztendlich wurde, falls man überhaupt eine Ursache sah, das Nikotin verantwortlich dafür gemacht. Nikotin sei eben ein Gefäßgift, das eine Verengung der Gefäße bewirke, damit den Blutdruck erhöhe und schließlich, ohne Therapie, zum Herzinfarkt führe.

Aber auch bei rauchenden Infarktpatienten wurden die gleichen Ablagerungen in der Arterienwand gefunden wie bei den übrigen betroffenen Nichtrauchern. Das lässt den Schluss zu, dass ein und derselbe ursächliche Zusammenhang zwischen Eiweißspeicherkrankheit und Atherom besteht, wie von Wendt postuliert. Tatsächlich wurde bald gefunden, (80) dass das inhalierte Kohlenmonoxid im Zigarettenrauch mit einer 300-mal stärkeren Kraft an das Hämoglobinmolekül der roten Blutkörperchen gebunden wird als der lebenswichtige Sauerstoff. Diese fehlbesetzten Hämoglobine sind aber jetzt für den Körper überflüssige Fremdeiweiße und müssen deshalb, nachdem der Zerfall der betroffenen roten Blutkörperchen eingeleitet wurde, aus dem Kreislauf entfernt werden. Dies besorgen wiederum die Endothelzellen der Kapillarwände, wie oben beschrieben. Gleichzeitig sorgt der Körper aber für die Neuschaffung von Hämoglobin, also den Neuaufbau von roten Blutkörperchen (Hämatopoese), an denen es ja sonst für den Sauerstofftransport wegen der Fehlbesetzung mit Kohlenmonoxid mangeln würde. Es gibt hier zwar keine Eiweißmast durch Überernährung, dafür aber einen Fremdeiweiß-Überschuss durch das Kohlenmonoxid-Hämoglobin. Da die Fremdeiweiße (Heteroproteine) allen Endothelzellen einen Impuls zur Entnahme aus dem Blut senden und nicht nur auf die der Kapillarwand, da sie keine Speichereiweiße sind, entstehen die Atherome der Arterienwände auch etwa zehn Jahre früher als bei den eiweißüberernährten Nichtrauchern.

2.3.4 Diabetes mellitus Typ 2 („Altersdiabetes")

Auch für den sogenannten Altersdiabetes fand Wendt dieselbe Ursache wie bei Bluthochdruck, nämlich die übermäßige Eiweißzufuhr und -speicherung. Hierbei werden jetzt aber auch noch andere Moleküle am Membrandurchtritt behindert als das Wasser.

Jede Zufuhr von Zucker (Glukose) über die Nahrung in den Blutkreislauf hat den Sinn, die Körperzellen, vor allem auch das Gehirn, mit dem optimal Energie liefernden Nährstoff zu versorgen. Der Eintritt in die Zelle ist aber durch eine umhüllende

Zellmembran verwehrt, es sei denn, das Tor wird geöffnet, bewirkt durch einen besonderen Botenstoff, nämlich das Insulin. Dieses verschiebt den Glukosetransporter aus der Ruhezone im Inneren der Zelle an die Zelloberfläche, die Plasma-Membran. Wenn die Glukose-Transportpflicht erfüllt ist, kehren diese Transporter dann wieder in die Wartestellung im Innern zurück, in ein Vesikel, umgeben von einer Membran-Hülle. Sobald unser Körper einen erhöhten Blutzucker-Spiegel feststellt, gibt er die Botschaft an die Regulationszentren weiter, die daraufhin eine Ausschüttung von Insulin aus den Betazellen der Bauchspeicheldrüse ins Blut veranlassen. Damit ist die Energieversorgung der Zellen gesichert.

Die Ergebnisse einer Kohorten-Studie (59) bekräftigten auch im Falle des Diabetes Typ 2 die Überlegungen Wendts: Hier wurden im Rahmen der Nurses' Health Study Ergebnisse anderer Forscher über diabetogene Wirkungen einer hohen Eisenspeicherung im Körper untersucht. Die herausragende Erkenntnis dieser Arbeit liegt aber ganz woanders: Wir erhalten, wenn auch unbeabsichtigt, aus dieser Kohortenstudie mit über 85 000 Teilnehmenden endlich eine aktuelle, statistisch signifikante Bestätigung der heute fast vergessenen Lehre von Lothar Wendt (53).

Wie oben dargelegt, bedeutet die heute übliche, nämlich dauernd hohe Zufuhr von Fleisch, neben Fisch, eine erhöhte Aufnahme an tierischen Proteinen. In den Lebermitochondrien wird überschüssiges Eiweiß enzymatisch zu Harnstoff abgebaut und über die Nieren mit dem Harn ausgeschieden. Bei ständig überhöhter Eiweiß-Zufuhr bzw. genetisch bedingter Enzymschwäche gelingt das jedoch nicht vollständig. Die Leber gibt alle restlichen Aminosäuren nach Umbau in Bluteiweiße, z. B. Albumin, ins Blut. Steigt nun dessen Eiweißspiegel mit der Gefahr einer lebensbedrohenden Viskositätszunahme, so holen die Endothelzellen auf der Kapillaroberfläche diese Eiweißverbindungen heraus. In ihren Lysosomen bauen sie diese in Aminosäuren ab, woraus in ihrem Zytoplasma Strukturbausteine (Proteoglykane, Glykosaminoglykane, Kollagen, Elastin) der Grundsubstanz ent-

stehen. Sinkt der Eiweißgehalt des Blutes oder steigt der Protein-
bedarf der Organzellen, so wird das dort gespeicherte Eiweiß
wieder abgebaut und nach Umbau abgegeben.

Bei übermäßiger Zufuhr oder genetisch angelegter Schwäche
der Eiweiß ab- und umbauenden Enzyme aber verändern sich
die Transporteigenschaften der zwischen Blutkapillaren und
Organzellen geschalteten extrazellulären Matrix, der Grundsubstanz (32): Strukturveränderungen der normalen Eiweiß-
Zucker-Bausteine (s. o.) verdicken bzw. verstopfen die Passagewege für den Transport mittels Filtration bzw. Diffusion von
Nährstoffen wie z. B. Wasser, Sauerstoff, Hormonen, Boten-
stoffen etc. zunehmend (Abbildung 23).

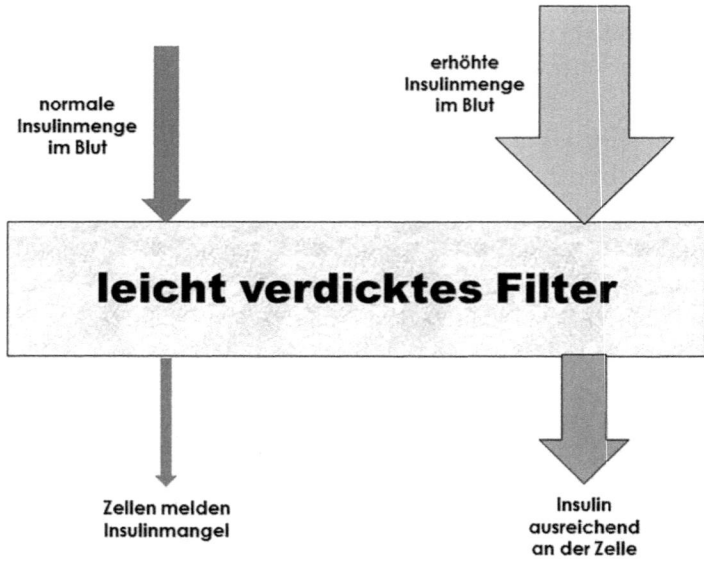

Abbildung 23: Erste Stufe des Regelungsprozesses bei leicht verdicktem Filter

Im Falle des Diabetes Typ 2 heißt das: Behinderung der Insulin-
passage Richtung Zelle. Darauf reagieren die körpereigenen Regulationen mit einer Hyperinsulinämie. Diese sogenannte Insu-
linresistenz (viel Insulin im Blut, aber geringe Wirkung) ist nach

Wendt nur die folgerichtige Antwort unserer Regulationen auf die Verdickung der Passagewege vom Blutgefäß zu den Zellen: Die Bauchspeicheldrüse produziert daraufhin mehr Insulin. Der Filtrationsdruck nimmt zu, damit erhöht sich die Zahl der permeierenden (durchtretenden) Insulinmoleküle. Ist die Kapazität der Bauchspeicheldrüse (Pankreas) durch die ständig weiterwachsende Filterdicke endlich erschöpft, kann die Insulinproduktion nicht mehr gesteigert werden. Aber auch der Einstrom von Glukose in die Zelle wird durch die Filterverdickung zunehmend geringer. Der Körper hilft sich, indem er nun aus den Vorräten in der Leber (Speicherstoff Glykogen) dem Blut Zucker zur Verfügung stellt. Diese Erhöhung des Blutzuckerspiegels bewirkt somit für eine gewisse Zeit eine ausreichende Versorgung der Zellen mit dem Energiestoff Glukose. Damit tritt dann die häufig als Beginn eines Diabetes gemessene Steigerung des Blut-Glukosespiegels ein (Hyperglykämie). Die Folge ist der sogenannte Altersdiabetes (Abbildung 24).

Folge II der Filterverdickung

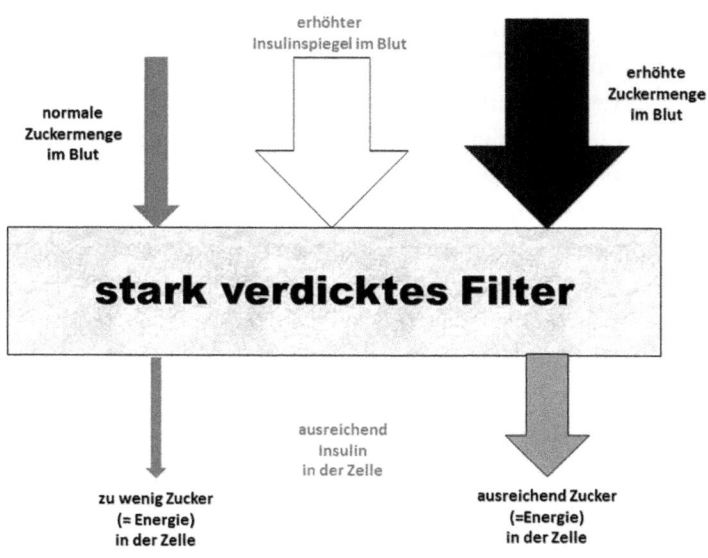

Abbildung 24: Zweite Stufe des
Regelungsprozesses bei stärker verdicktem Filter

Damit erkennen wir auch die Ursache für die typischen Erscheinungen, die einen Diabetes definieren: Zunächst steigt der Nüchtern-Insulinspiegel im Blut. Jede Zuckerzufuhr löst einen stark erhöhten Schub aus, der nur langsam wieder abklingt. Nach einigen Jahren ändert sich dieser Zustand, indem sich auch der Blutzuckerspiegel erhöht.

Die oben beschriebenen Ergebnisse der Kohortenstudie von Rajpathak (59) können also folgendermaßen gedeutet werden:

- Nicht die Fe++-Zufuhr ist ausschlaggebend, sondern entscheidend ist eine „Eiweißmast" bzw. eine angelegte Enzymschwäche, was Eiweißabbau betrifft.
- Aderlässe sind, wie Wendt bereits zeigen konnte, wirksame Therapien: Sie bauen die Grundsubstanz verstopfenden Eiweißbausteine ab und führen die Proteine ins Blut zurück.
- Fasten hat die entsprechende Wirkung: Es baut die gespeicherten Eiweiße zur Versorgung der „hungernden" Organzellen ab.
- Übergewicht ist nicht immer ein Risikofaktor für Diabetes Typ 2. Auch magere Frauen hatten ein erhöhtes Risiko, da ja nicht die Überfüllung der Fett-, sondern der Eiweißspeicher dafür ausschlaggebend ist (Eiweißspeicherung muss nicht dick machen).
- Diabetes Typ 2 setzt nicht eine Art Hämochromatose voraus (diesen Eindruck vermittelt die Studie mit ihrer etwas eigenartigen Deutung der Häm-Eisen-Wirkung). Und Zellschädigungen durch oxidativen Stress können trotz eines hohen Eisenspiegels vermieden werden, wenn die Mechanismen des Radikalenfangs in Ordnung sind.

Dass die meisten Diabetiker auch einen Bluthochdruck aufweisen, überrascht nach den vorgelegten Überlegungen Wendts nicht mehr: Zunächst wird aus unterschiedlichen Gründen das Blut mit Eiweißen überlastet, diese werden in den Speichern, den Kapillar-Basalmembranen, abgelagert. Das führt vornehmlich im muskulären Bereich dazu, dass der Wasser-Durchtritt behindert und damit der Blutdrucks erhöht wird. Wird dann aufgrund desselben Verstopfungsprozesses durch überschüssige Eiweiße auch das Insulinmolekül, später das kleinere Zuckermolekül, behindert, entwickelt sich zunehmend eine „Zuckerkrankheit".

2.3.5 Kausale Therapie

Um die oben genannten Eiweißspeicher-Krankheiten heilen oder zumindest lindern zu können, müssen wir uns noch einmal die Ursachen für die verstopfende Überladung von Transportwegen im Bindegewebe deutlich machen.

Der krankheitsauslösende Faktor ist eine abnorme Eiweißüberlastung des Blutes, die die Isoonkie (den Norm-Bluteiweißgehalt) gefährdet. Die Ursachen dafür sind aber vielfältig, und hier muss auch die Therapie ansetzen:

- Eine so hohe Zufuhr an tierischem Eiweiß durch den heute üblichen Fleisch-, Wurstwaren- und Fischkonsum kann, gemäß der Wendt'schen Metastudie, nur etwa ein Viertel der Menschen ohne Probleme vertragen. Alle übrigen werden damit, je nach genetischer Veranlagung, früher oder später einen Krankheitsausbruch zu erwarten haben.
- Das mit der Nahrung aufgenommenen Eiweiß wird zunächst in der Leber verarbeitet. Hier liegt der erste genetisch bedingte Schwachpunkt, nämlich die Fähigkeit der Enzyme des Harnstoff-Zyklus, alles überschüssige Eiweiß zu Harnstoff umzubauen, das dann über die Nieren mit dem Urin ausgeschieden werden kann. Schwächelt dieser Umwandlungsprozess, so wird bereits bei moderatem Konsum tierischer Eiweiße das Blut mit den von der Leber hergestellten Bluteiweißen überlastet, was also wieder eine Gefährdung der Isoonkie bedeutet.
- Wenn der Harnstoff-Zyklus normal funktioniert, die Zufuhr tierischen Eiweißes jedoch übermäßig hoch ist, sind jetzt die

Endothelzellen an den Blut-Kapillaren gefragt, um die angeschwemmten Eiweißmengen korrekt umzubauen und sie im Eiweißspeicher (Bindegewebe) zu lagern und dadurch die Eiweiße aus dem Blut zu holen. Diese müssen, bei gut funktionierendem Stoffwechsel in der Endothelzelle, so in die Eiweißspeicher eingebaut werden, dass gut durchlässige Vorratspolster entstehen. Ist jedoch die Fähigkeit der Endothelzellen durch die individuelle Veranlagung des Betroffenen eingeschränkt (zweiter genetisch bedingter Schwachpunkt), dann können sie diese Aufgabe bei hohem Eiweißansturm nicht schnell genug erfüllen. Es werden ungeordnete und fehlgebaute Protein-Zucker-Verbindungen ausgeworfen, die die einwandfreie Passage der zu transportierenden Nährstoffe und des Wassers nicht mehr zulassen.

Quintessenz: Jedes Individuum hat eine ganz persönliche Höchstgrenze für die Aufnahme tierischen Eiweißes mit der Nahrung (15). Dieses ist allerdings in sehr unterschiedlicher Konzentration in den einzelnen, in Tabelle 3 gezeigten Lebensmitteln vorhanden, worauf man achten sollte. Während in Fleisch und Fisch ca. 20 % des Gewichts Eiweiß ist, schwanken die Werte für Käse, je nach Wassergehalt, zwischen 18 und 35 %, Eier haben 13 %, Milch und Joghurt nur etwa 3 % (Tabelle 4).

Sollte sich also einer der typischen Risikofaktoren für diese Erkrankungen zeigen, nämlich alle die oben genannten Erhöhungen über den Normbereich hinaus, und zwar von

- Blutdruck,
- Blut-Eiweißen,
- Insulinspiegel,
- Cholesterinwerten („böses Cholesterin"),
- Triglyzeriden (Fetten),
- Harnsäure-Werten,

Lebensmittel	Eiweiß %
Hartkäse	26-35
Weichkäse	18-22
Speisequark	11-14
Frischkäse	11-14
Milch/Joghurt	3-4
Fisch	15-21
Fleisch	18-22
Geflügel	18-22
Hühner-Ei	13
Gelatine	84

Tabelle 4: Eiweißgehalt tierischer Lebensmittel

dann ist es dringend geboten, mit der ursächlichen Therapie zu beginnen. Und das sind in keinem Falle Medikamente, sondern der strenge Kurs, einen Abbau des überschüssigen, verstopfenden Eiweißes in dem Bindegewebe zu fördern. Das allerdings kann nur gelingen, wenn die äußere Zufuhr von tierischem Eiweiß über die Nahrung gestoppt oder zumindest eingeschränkt wird, bis die Speicher wieder entleert sind. Dass der Weg erfolgreich ist, lässt sich meistens schnell an der Senkung des Blutdrucks feststellen. Kurz fassen wir Ihnen hier die Vorschläge Lothar Wendts für erfolgreiche Maßnahmen zusammen:

- Ein optimaler Einstieg in die Therapie ist eine begrenzte Fastenzeit von ein bis zwei Wochen. Während des Fastens baut der Körper überflüssige (Fette und Eiweiße aus den Speichern) und schädliche Stoffe im Körper ab (49, 51, 83). Die lebensnotwendigen Substanzen werden während so kurzer Fastenzeiten nur in vernachlässigbarem Maße abgebaut. Die krank machenden Eiweißverstopfungen jedoch werden angegangen, die gespeicherten Proteine werden jetzt benötigt, der Überschuss abgebaut (52).

- Wenn man schon in einem fortgeschrittenen Stadium der Erkrankung ist, empfiehlt sich vorübergehend eine streng vegetarische, möglichst vegane Ernährung. Damit lässt sich auch die Gesundheit schneller wiedergewinnen als bei den folgenden Empfehlungen.

- Wer das nicht schafft, weil er vielleicht bei diesem Unternehmen nicht unterstützt wird, sollte sich aber dann unbedingt die folgende Ernährung angewöhnen:
  › maximal 0,3 g Eiweiß pro kg Körpergewicht und Tag,
  › dazu einen fleischfreien Tag pro Woche und
  › einen fleischfreien Monat pro Jahr einhalten.

Dafür ein Beispiel für die tägliche Eiweiß-Zufuhr (70 kg schwerer Mensch): maximal 0,3 g/kg × 70 kg × 5 (bei 20 % Eiweißgehalt = 1/5 vom Gewicht), d. h.: entweder ausschließlich 105 g Weichkäse oder 105 g Fisch oder 105 g Fleisch.

Auffallend ist, dass Frauen vor der Menopause eine deutlich geringere Häufigkeit bei Bluthochdruck aufweisen als gleichaltrige Männer, sie danach aber in der Prävalenz darüber liegen. Wendt deutet das Geschehen recht einfach: Statistisch gesehen, essen Frauen deutlich weniger Lebensmittel mit tierischem Eiweiß als Männer („Männer brauchen das doch!"). Zusätzlich werden durch die monatlichen Blutverluste auch Eiweiße ausgeschieden, sodass diese immer wieder aus den Speichern in das Blut nachgeliefert werden müssen. Damit bleibt also der Aufbau der Speicher so moderat, dass es deutlich seltener zu den krank machenden Membran-Verstopfungen und -verdickungen kommt.

Wendt hat daraus einen wertvollen Schluss für eine schnell wirkende Therapie, z. B. des Bluthochdrucks, gezogen: regelmäßige monatliche Aderlässe von etwa 300 ml, alternativ auch regelmäßige Blutspenden. Seine Ergebnisse aus der Praxis mit vielen Patienten (Abbildung 25) belegen sehr eindringlich die Richtigkeit dieser Erklärung zu den erwähnten Zivilisationskrankheiten.

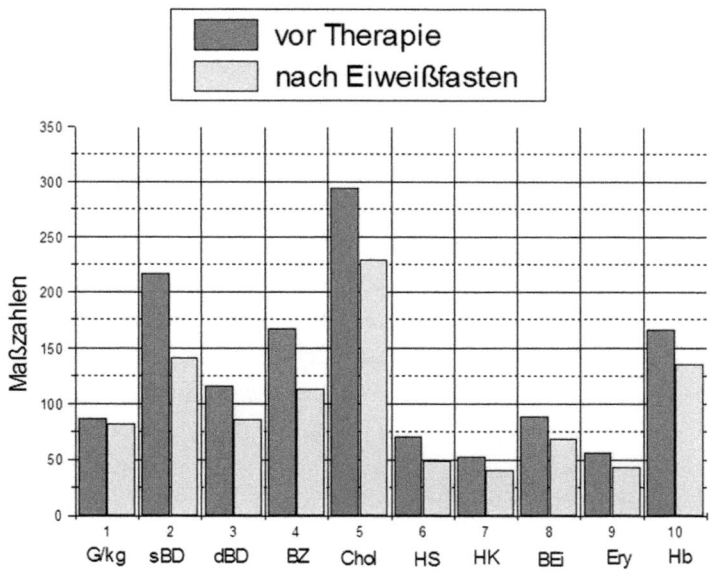

Abbildung 25: Therapieergebnisse von L. Wendt

Wir erkennen aus den aufgezeichneten Mittelwerten seiner Patientendaten, dass die Gewichtsreduktion (G/kg) recht gering ist, also nicht das Schmelzen der Fettpolster im Vordergrund stand. Die anderen Werte jedoch, die die entscheidenden Marker sind, wie systolischer und diastolischer Blutdruck (sBD/dBD), Blutzucker (BZ), Cholesterin (Chol), Harnsäure (HS), Hämatokrit (HK), Bluteiweiße (BE), Erythrozytenzahl (Ery) und der Hämoglobinwert (Hb), sind aber zum Teil sehr deutlich verringert. Meistens gelang es den Patienten, diese bereits nach einigen Monaten einer Änderung ihres Lebensstils in den Normalbereich abzusenken. Die meisten der ärztlich verordneten Medikamente können dann im Zuge der Normalisierung der Blutwerte zunehmend ausgeschlichen werden.

In Abbildung 26 ist die Verlaufskurve für die Blutdruckwerte eines 42-jährigen Mannes im Laufe einer von den Autoren begleiteten Ernährungsumstellung aufgezeichnet.

Der Patient bewegte sich zwar körperlich sehr intensiv, indem er täglich ca. 20 km mit dem Fahrrad zur Arbeit fuhr, der Einfluss auf das Gewicht, vor allem aber auf den erhöhten Blutdruck, blieb jedoch aus. Für die „Einstellung" desselben war ihm ärztlich eine tägliche Medikamentendosis von 5 mg Ramipril verordnet worden. Das für ihn selbst verblüffende Ergebnis zeigt die Darstellung: Die empfohlene und von ihm kompromisslos durchgeführte Ernährung ohne jegliches tierische Eiweiß senkte zunehmend den auf 140/90 mm Hg mit dem Medikament eingestellten Blutdruck, sodass nach sechs Wochen die Medikation halbiert werden musste, nach weiteren zwei Wochen völlig eingestellt werden konnte.

Aus seiner Erfahrung heraus hat Wendt betont, dass die Betroffenen selbst von dem Therapieerfolg dieser Methode überzeugt sein müssen. Denn eine solche Umstellung des Lebensstils ist überhaupt keine einfach zu bewältigende Sache. Deshalb ist eine Begleitung, ein sogenanntes Coaching, eine ganz große, hilfreiche Stütze. Selbst wenn der Leidensdruck groß ist, müssen zahlreiche Hindernisse überwunden werden, um ans Ziel zu gelangen. Das beginnt natürlich mit dem Partner und der sozialen Umgebung, also mit Freunden, Verwandten, Arbeitskollegen. Es setzt sich fort mit der Frage: Was kann ich denn überhaupt noch essen, ohne Fleisch? Ich will mich ja nicht nur ernähren, sondern auch genießen. Die köstliche vegetarische Küche (61, 62) muss jeder erst einmal entdecken und selbst umzusetzen lernen, und das braucht Zeit und Hilfe.

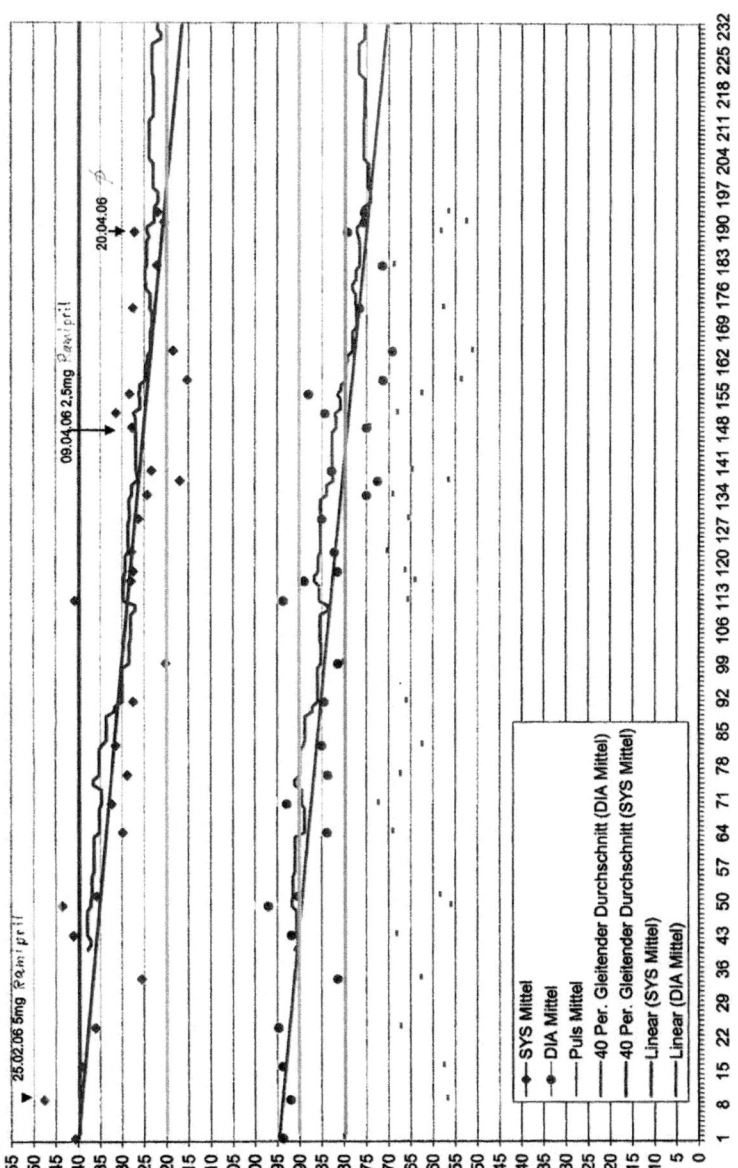

Abbildung 26: Ernährungsumstellung und Änderung der Blutdruck-/Pulswerte

Auch in jüngerer Zeit wurde in mehreren ausgedehnten Studien ein sehr deutlicher Zusammenhang zwischen der Höhe des Fleischkonsums und dem Diabetes-Risiko (75) bzw. Bluthochdruck (14, 38) nachgewiesen. Der Hypertonie-Bezugswert 1,00 in Abbildung 27 gilt allerdings nicht für vegan, also ohne jedes tierische Eiweiß, lebende Menschen, sondern für diejenigen, die einen monatlichen Konsum von maximal vier Portionen haben. Damit verglichen wird die Bluthochdruckrate bei Fleischverzehr-Gewohnheiten von mindestens acht Portionen pro Monat, die hierfür fast auf das Fünffache ansteigt.

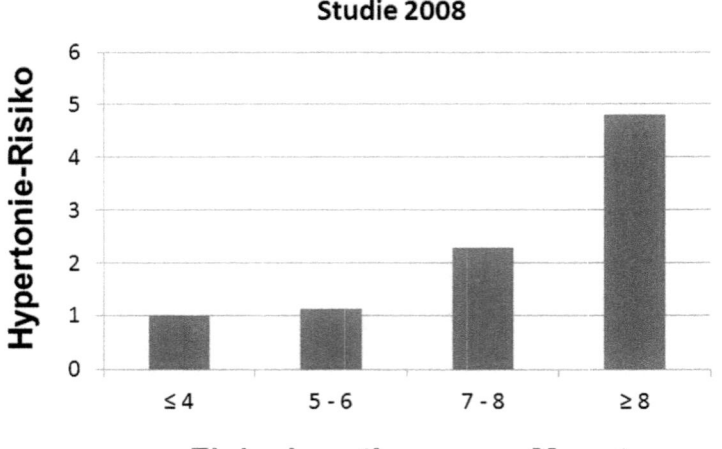

Studie 2008

Abbildung 27: Hypertonie-Risiko und Fleischverzehr/Portionen pro Monat

Auch schon ohne Bezug auf eine tiereiweißfreie Ernährung ergeben sich somit erstaunlich auffällige Unterschiede. Doch der Konsum von Fleischerzeugnissen liegt in Deutschland deutlich über zwei wöchentlichen Fleischmahlzeiten, Wurst und Schinken eingeschlossen. Aus den vorher angeführten statistischen Daten ergibt sich ein wöchentlicher Pro-Kopf-Verbrauch von ca. 1 500 g, das sind dann etwa zehn Portionen pro Woche, also mindestens einmal pro Tag Fleisch- bzw. Wurst-Konsum!

Abbildung 28 (Werte aus unserer Praxis) zeigt nicht nur, dass die relevanten Blutwerte durch eine streng vegetarische Kost deutlich beeinflusst werden. Auffallend ist auch, dass der Patient anfangs sehr hohe Blutfettwerte hatte (Triglyzeride). Die Erklärung dafür ist, dass die Zellen wegen der Membranverstopfungen Schwierigkeiten haben, genügend Traubenzucker für ihren Energiestoffwechsel zu bekommen. Das kompensieren sie auch noch dadurch, dass sie auf einen erhöhten Fettstoffwechsel umsteigen. Somit steigen die Fette im Blut stark an. Das starke Absinken derselben nach bereits vier Wochen Ernährungsumstellung signalisiert also: Fette werden nicht mehr in dem Maße gebraucht wie vorher, der Zuckerstoffwechsel beginnt, sich wieder zu normalisieren.

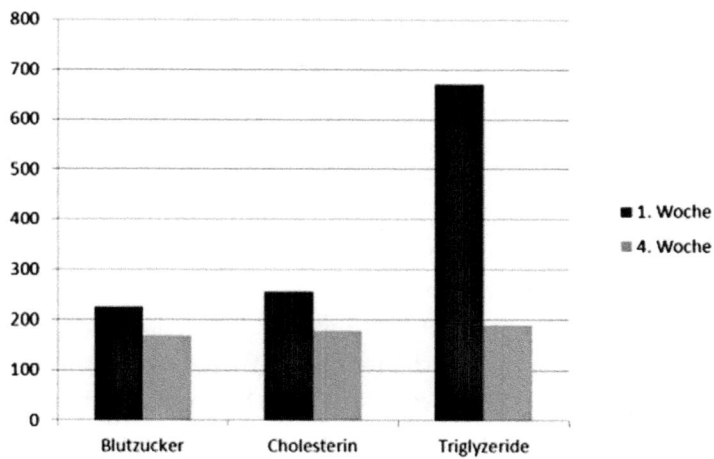

Abbildung 28: Diabetiker nach streng vegetarischer Diät

2.4 Krebserkrankungen

Vor welcher Krankheit haben die meisten Menschen in den zivilisierten Ländern die größte Angst? Es ist die heimtückische Krankheit Krebs, die von fast allen Menschen am meisten gefürchtet wird – und das zu Recht. Ist sie erst einmal diagnostiziert worden, beginnt eine Odyssee von Arzt zu Arzt, manchmal mit unterschiedlichen Behandlungsvorschlägen. Der Patient muss dann entscheiden, was ihm als Laien oft schwerfällt, begleitet von der Angst, dass sein Leben bedroht ist. Ihm stellt sich die Frage: „Warum ich? Habe ich nicht immer sehr auf meine Gesundheit geachtet und bin regelmäßig zur Vorsorge gegangen?" Diese Angst ist durchaus begründet, wächst doch die Zahl der Krebserkrankungen, trotz aller medizinischen Fortschritte, in den Wohlstandsländern ungebremst weiter. Seit Jahrzehnten ist die Forschung darum bemüht, die Ursachen zu finden und neue Therapien zu erproben. Obwohl die Forscher heute weit mehr als vor 50 Jahren wissen (86) und die Zusammenhänge zwischen Lebensstil und Krankheitsrisiko eindeutig scheinen, mag die Allgemeinheit nicht daran glauben. Eher wächst die Vorstellung: Erst wenn mir die Diagnose „Krebs" gestellt wird, tue ich alles dafür, um geheilt zu werden. Das mutet doch recht kindlich an, ist aber unerschütterlich: der Glaube an die Allmacht der Medizin. Was macht es so schwierig, Vorsorge zu betreiben? Vorsorge ist hier nicht gemeint im Sinne von Vorsorgeuntersuchungen, zu denen einige wenige bereit sind in der Hoffnung, dass kein Tumor entdeckt wird. Früherkennung sollte man diese Untersuchungen nennen, denn Vorsorge bedeutet doch: Ich tue alles, damit der Krebs wenig Chancen hat auszubrechen. Eines ist unbestritten: Jeder Mensch kann an Krebs erkranken, für niemanden gibt es eine Garantie, lebenslang gesund zu bleiben.

Du hast Recht, Hans, wenn du sagst: „An irgendwas müssen wir doch alle sterben." Aber das ist zu fatalistisch. Gibt es nicht himmelweite Unterschiede, in welchem Zustand die Menschen sterben? Du hast über Jahre deine an Krebs erkrankte Frau erlebt,

mit ihr gehofft und dann doch hilflos ihren qualvollen Tod mit-
ansehen müssen. Wir wissen, dass wir sterben müssen, aber wünschen wir uns nicht alle den Tod ohne eine so leidvolle Phase?

In Gesprächen mit Betroffenen oder über sie herrscht hartnäckig
die Meinung, man könne nichts tun, um dem Schicksal zu entkommen. In jedem von uns ticke erbarmungslos die biologische
Uhr, d. h., es gebe eine Art Vorbestimmung, welche Krankheit uns wann ereile.

Andererseits soll Rauchen schädlich sein, Alkohol, wenn überhaupt, nur in Maßen genossen werden und Bewegung für jedermann und bis ans Lebensende einen positiven Einfluss auf unsere
Gesundheit haben. So weit herrscht einmütiger Konsens. Ist das
nicht ein Widerspruch zu der besagten biologischen Uhr und
der Überzeugung, man könne nichts tun, um sich vor Krebs
zu schützen, besser gesagt, die Wahrscheinlichkeit zu erkranken
verringern?

David Servan-Schreiber, gebürtiger Franzose und Mediziner in
Pittsburgh (USA), erkrankte im Alter von 31 Jahren an einem
Glioblastom, einem besonders aggressiven Hirntumor. Statistisch
beträgt die mittlere Überlebenserwartung für dieses Karzinom
nur acht Monate. In seinen Büchern „Die neue Medizin der
Emotionen" (68) und „Das Antikrebsbuch" (69) beschreibt er
in sehr bewegender Weise seine eigene Krankengeschichte, seine
Recherchen und Erkenntnisse über die Entstehung von Krebs. Er
zeigt Wege auf, die neben den Methoden der klassischen Medizin
(Operation, Chemotherapie, Bestrahlung) eine protektive, also
vorbeugende, aber auch eine die klassische Therapie unter-
stützende Wirkung haben. Seine Lebensgewohnheiten ändern
sich entscheidend. Zum regelmäßigen Meditieren und dem fast
täglich betriebenen Ausdauersport ernährt er sich vollwertig,
isst weniger raffinierte Kohlenhydrate und weniger tierische
Produkte, insbesondere Fleisch. Nach einer umfassenden schul-
medizinischen Behandlung lebt er mit dem neuen Lebenskonzept
18 Jahre nahezu beschwerdefrei. Als im Juni 2010 ein Rezidiv

entdeckt wird und er sich erneut einer Operation unterziehen muss, begrüßt ihn ein Freund am Krankenbett mit den Worten: „Nun, Himbeeren und Brokkoli ist nicht alles!" Servan Schreibers Kommentar: „Lieber Leser, ich spüre, dass Ihr Glaube an Himbeeren und Brokkoli ins Wanken gerät." Ob der Autor denn nicht das lebendige Beispiel dafür sei, dass all die Gedanken um Vorsorge unnütz seien, will der Besucher wissen. Servan-Schreiber antwortet darauf mit Entschiedenheit: „Das Antikrebsbuch hat nichts an seiner Gültigkeit verloren!" David Servan-Schreiber stirbt im Alter von 50 Jahren am 24. Juli 2011.

Die Angst, an Krebs zu erkranken, hat uns, ob jung oder alt, fest im Griff. Alles, was chirurgisch behandelbar ist – wie ein Beinbruch, eine Blinddarmentzündung oder ein „abgenutztes" Hüftgelenk –, schreckt uns weit weniger. Der Gedanke, dass nach einem operativen Eingriff alles wieder gut sei, beruhigt uns, und so gehen wir auch verhältnismäßig gelassen den Weg in ein Krankenhaus. Auch mit chronischen Krankheiten wie Diabetes Typ 2, Bluthochdruck oder Arthrose arrangiert sich der Mensch schnell, wenn er medikamentös (vom Arzt) „eingestellt" wurde – was auch immer das heißen mag. Er hat jedenfalls das Gefühl, er sei die Krankheit los. Krebs aber ist anders! Man kann ihn oft nicht ganz wegoperieren. Da wächst etwas manchmal lange unbemerkt in unserem Körper, Zellen vermehren sich unkontrolliert und ohne ersichtlichen Grund. Immer wieder hört man entsetzte Ausrufe: „Ganz plötzlich wurde bei ihm Krebs festgestellt, obwohl er sein Leben lang nie krank war!" Der Gedanke, dass in unserem Körper ständig Krebszellen leben, sie also zum gesunden Organismus gehören, ist auch nicht gerade angenehm. Wir wollen alles dafür tun, dass daraus nicht ein wuchernder Tumor wird, der unser Leben bedroht.

Doch gibt es nicht auch eine fatalistische Seite in uns? Nach dem Motto: „Mir wird schon nichts passieren, und wenn schon ..." ist die Angst erst mal weg, bis wir dann mal wieder von einem „Fall" aus unserem Bekanntenkreis hören: Aber gerade diese Frau hat „immer sehr gesund gelebt, sich ganz bewusst ernährt und immer Sport getrieben". Das ist doch wahrhaftig verwirrend und macht die persönliche Angst nicht gerade kleiner. Sollte ich womöglich noch genauer auf eine „ausgewogene" Ernährung achten und intensiver Ausdauersport betreiben? Meist landen die guten Vorsätze schon bald in der untersten Schublade, gibt es doch im Alltag „wichtigere Dinge", die bewältigt werden müssen, und außerdem sagt sowieso jeder etwas anderes in puncto Gesundheit. Leider fallen wir immer wieder darauf herein, den Wirrwarr an Informationen als Begründung für unser fatalistisches Denken heranzuziehen nach dem Motto: „Wenn nicht einmal die Wissenschaftler sich einig sind, ob Vorsorge überhaupt hilfreich ist, dann habe ich vielleicht mit einer regelmäßigen Vorsorge genug Vorsorge betrieben." Das Wort „Vorsorge" suggeriert in der Tat, sich krankheitsverhütend verhalten zu haben, doch werden dabei oft entscheidende, krebsauslösende Faktoren übersehen. Galt noch vor wenigen Jahren die erbliche Disposition mit mehr als 50 % als gesichert, so ist sich die Fachwelt heute nahezu einig, dass diese „Erblichkeit" der Erkrankung bei maximal acht Prozent der Krebsfälle vorliegt.

Doch gibt es überhaupt für alle Krebsarten Früherkennungsuntersuchungen? Darm-, Brust-, Prostata-, Gebärmutter- und Hautkrebs sollen durch die sogenannte Vorsorge diagnostizierbar sein. Was aber ist mit Bauchspeicheldrüse, Leber oder Niere? Warum gibt es hierfür keine Vorsorgeuntersuchungen bzw. Frühwarnsysteme? Die Ungewissheit bleibt und damit die Angst vor einer besonders heimtückischen und schwer therapierbaren Krankheit.

Spielt also unser Lebensstil, unser Umfeld, wo auf dieser Welt wir zu Hause sind, eine wichtige Rolle für das Risiko, an Krebs zu erkranken? Davon müssen wir nach heutiger Erkenntnis ausgehen und uns gleichzeitig fragen, ob wir mit „Vorsorge"-Untersuchungen und einem subjektiven Gefühl, gesund zu leben, alles erdenklich Notwendige getan haben. In diesem Zusammenhang soll noch einmal betont werden, dass der Begriff „Vorsorge" irreführend ist, da es sich bei den Untersuchungen lediglich um die Früherkennung eines Tumors handeln kann. Vorsorge besagt dagegen, im Alltag möglichst allen krebsaus- lösenden Noxen aus dem Wege zu gehen. Hundertprozentig wird das wohl nicht realisierbar sein, doch betrachten wir die folgenden Ausführungen, so wird deutlich, dass die individuellen Möglichkeiten präventiven Verhaltens zahlreich sind. Einige weiß jedes Kind: Rauchen kann Lungenkrebs auslösen. Andere sind bekannt, doch wir möchten sie nicht so richtig wahrnehmen: Täglicher Alkoholkonsum erhöht, statistisch betrachtet, das Krebsrisiko deutlich.

Vielleicht sind wir eher geneigt, uns bestimmten Verhaltens- regeln zu unterwerfen, wenn uns die physiologischen Vorgänge im menschlichen Organismus verständlich sind und wir zudem unser persönliches Verhalten als entscheidend für eine stabile Gesundheit anerkennen. Der an Krebs Erkrankte wird sich fragen: „Bin ich also schuld an meinem Schicksal?" Schuld hat aber lediglich jemand, der wissentlich gegen die Bedürfnisse des Körpers handelt.

In diesem Kapitel soll aufgezeigt werden, wie jeder Einzelne von uns durch konsequente Vorsorge (vielleicht außerdem durch Früherkennungsuntersuchungen beim Arzt) dem Damokles- schwert Krebs keine Chance zu fallen bietet. Einschränkend muss aber auch gesagt werden, dass selbstverständlich niemand von uns eine vollkommene Sicherheit haben kann, dagegen ge- feit zu sein.

2.4.1 Weltweite Krebshäufigkeit

Betrachten wir die Rate von Krebsneuerkranken weltweit, so fällt auf, dass diese besonders hoch in den reichen Industrie- ländern ist. Beispielsweise sehen wir in den Abbildungen 29 und 30 die überdurchschnittlich hohe Inzidenz von Brust- und Prostata-Krebs in den „Wohlstandsländern".

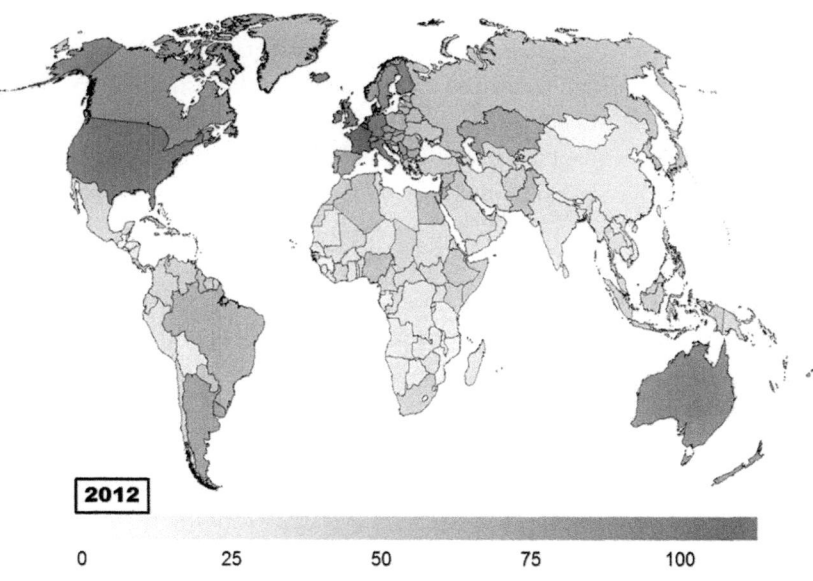

Abbildung 29: Weltweite Häufigkeit der Neuerkrankungen an Brustkrebs

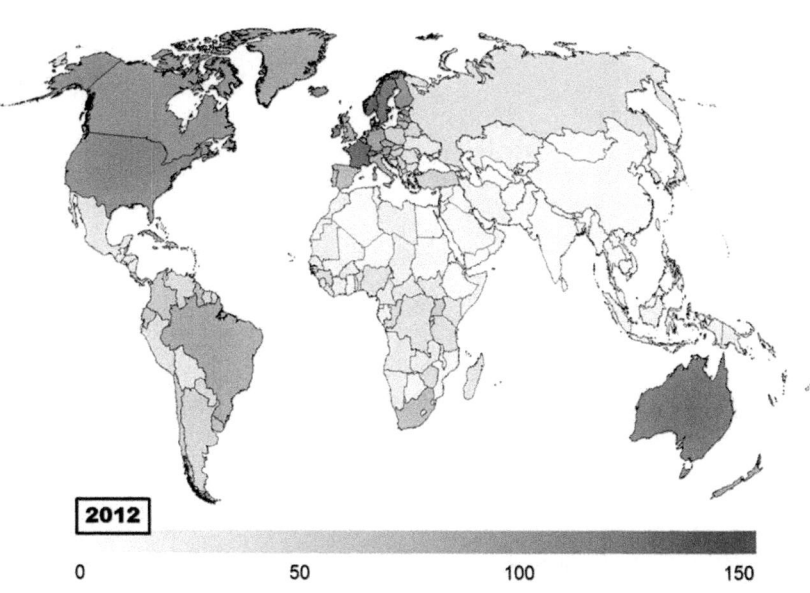

Abbildung 30: Weltweite Häufigkeit der Neuerkrankungen an Prostatakrebs

Was sagt uns das? Auch für andere Krebsarten gibt es solche differenzierten Ergebnisse für gleiche Altersgruppen: Brust-, Prostata- und Darmkrebs sind Krankheiten der Industrieländer. Sie sind im Schnitt neunmal häufiger in den USA und Nordeuropa als in China, Laos und Korea. Häufige Schlussfolgerungen sind, dass es genetisch bedingt sei, also erblich. „Asiaten haben wohl die ‚besseren' Gene." Was ist denn da dran?

Nun gibt es Forschungen, die die Krebshäufigkeit bestimmter Ethnien im Heimatland und nach Auswanderung untersucht haben (5). Die Ergebnisse sind in der Tat verblüffend und werfen doch einiges an Vorurteilen über den Haufen. In der Abbildung 31 sehen wir die Auswirkungen einer eklatanten Änderung des Lebensstils nach Auswanderung in eine andere Kultur.

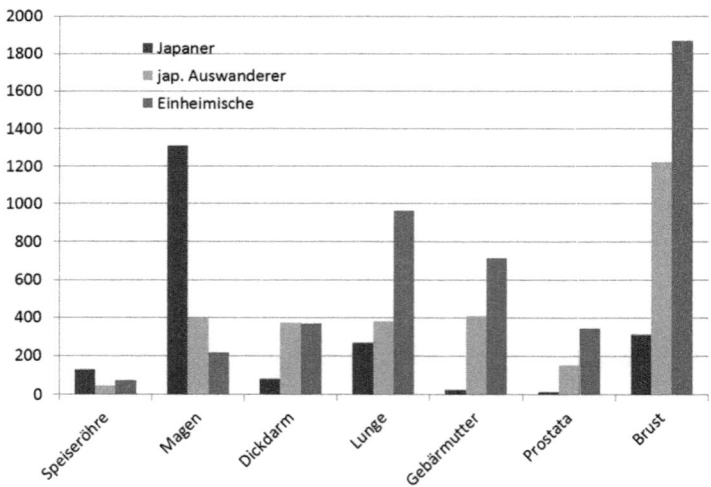

Abbildung 31: Auftreten bestimmter Krebsarten (pro Million Einwohner) in Japan und für auf Hawaii lebende europäische und japanische Einwanderer

Beispielsweise nimmt die in Japan sehr hohe Rate an Magenkrebs, verursacht durch starken Befall mit dem Bakterium *Helicobacter pylori*, sowie hohen Salzkonsum, nach Aussiedlung nach Hawaii deutlich ab, sie nähert sich langsam derjenigen der dortigen Einheimischen europäischer Abstammung. Umgekehrt sieht es mit der Brustkrebsrate aus: Diese nimmt mit Übernahme des westlichen Lebensstils drastisch zu.

Was ist da also, je nach Region und zugehörigem Lebensstil, anders, wenn es nun also doch wohl nicht erblich ist? Welche Unterschiede im jeweiligen Lebensstil zeichnen die einzelnen Weltregionen aus? Betrachten wir die Lebens- und Versorgungsgewohnheiten der Europäer z. B., so bemerken wir folgende Änderungen in den letzten Jahrzehnten:

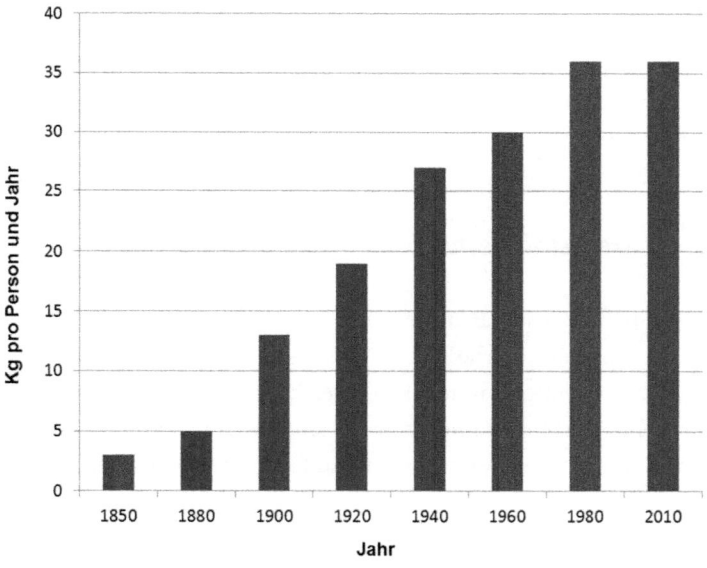

Abbildung 32: Jährlicher Zuckerkonsum in Deutschland seit 1850

- Der Zuckerkonsum (46) ist beträchtlich gestiegen: von 10 kg pro Kopf und Jahr (um 1900) auf derzeit 36 kg pro Kopf und Jahr (Abbildung 32).
- Es ergaben sich Veränderungen in der Landwirtschaft und Ernährung (48): Überdüngung der Äcker mit mineralischen Substanzen, Monokulturen, starker Einsatz von Pestiziden (Insektizide, Herbizide und Fungizide).

- Wir leiden an zunehmender Belastung durch neue chemische Substanzen, hier vor allem in unserer Nahrung als Aromastoffe, Farbstoffe, Geschmacksverstärker usw.

- Hormonen, Antibiotika und andere Medikamente aus der Massentierhaltung belasten uns zusätzlich.

Untersuchungen in den USA (30) ergaben nach Anfangsmessung der Insulin-Blutspiegel von 100 000 Frauen nach der Menopause eine fast doppelt so hohe Brustkrebsrate bei erhöhtem Insulinspiegel, also einem hohen Konsum von Zucker- und Auszugsmehlprodukten (Mehltype 405). Daraus zog der Generaldirektor der WHO aus Anlass des Abschlussberichts des Internationalen Krebsforschungszentrums (2003) die folgende Schlussfolgerung: „Bis zu 80 % der Krebserkrankungen sind wahrscheinlich durch äußere Faktoren wie Lebensweise und Umwelt bedingt."

2.4.2 Krebsstoffwechsel und -risikofaktoren

Der Stoffwechsel, also die Verarbeitung der aufgenommenen Nährstoffe zum Erhalt des Lebens, wird gesteuert durch Eiweißverbindungen in jeder unserer zigtausend Milliarden Körperzellen. Jede einzelne Zelle besteht aus dem umhüllten Zellkern, in dem die Gene gelagert sind, und dem umschließenden Zellplasma, in dem alle Stoffwechselprozesse stattfinden, angefangen von der Energiegewinnung für unseren Körper bis zur Herstellung lebenswichtiger Stoffe wie Hormone, Enzyme usw. Allein 50 Millionen Zellerneuerungen finden pro Sekunde in unserem Körper statt! Für diese vielseitigen, rasanten Stoffwechselprozesse muss unser Steuersystem jederzeit die richtigen Substanzen zur Verfügung stellen. Doch woher nehmen?

Dafür werden die Gene in unserem Vererbungssystem, der DNS-Doppelhelix im Zellkern, benötigt. Gene sind Teilabschnitte in diesem System, die für die Produktion eines spezifischen Eiweißkörpers abgelesen werden müssen. Das heißt, sie sind Bauanleitungen für ganz definierte Signalstoffe, die unseren Stoffwechsel steuern. Von diesen Anleitungen gibt es in jedem unserer Zellkerne etwa 25 000. Abbildung 33 versucht, das zu demonstrieren.

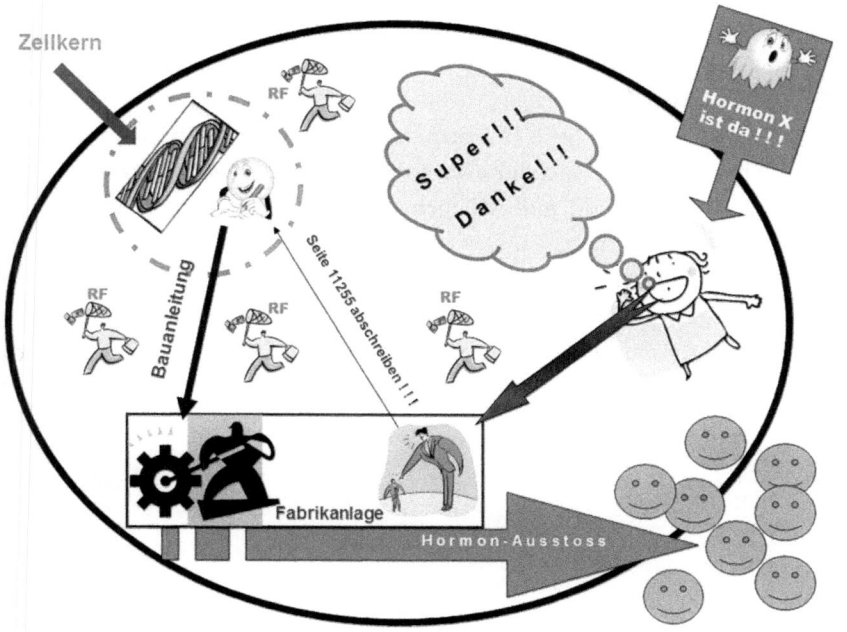

Abbildung 33: Produktion benötigter
Eiweißkörper in der Zelle aus Gen-Kopien

Unser Körper sendet eine Botschaft an die Zellen, dass ein bestimmter Eiweißkörper, also ein Enzym, Hormon o. ä., fehlt, also produziert werden muss. Die Zelle schickt einen Boten (mRNS) in den Zellkern, der von einem Gen an einer genau definierten Stelle des Genoms, der Doppelhelix, die Anleitung zur Herstellung dieser Verbindung abschreiben muss. Diese Bauanleitung wird dann in einer Fabrik des Zellplasmas umgesetzt in den geforderten Stoff, z. B. in ein Enzym zur Fettverdauung.

Bei diesem komplizierten Prozess kann es aber immer zu Fehlern kommen. Gründe dafür können sein: fehlerhaftes Kopieren,

117

totale oder teilweise Blockaden von Bauanleitungen, vertauschte oder falsche „Buchstaben" usw. Dadurch werden fehlerhaft gebaute Enzyme gebildet, was täglich in jedem von uns mehr oder weniger häufig geschieht und unter anderem deshalb einige Hundert wuchernder, entarteter Zellen zur Folge hat. Solche Fehlsteuerungen sind nicht erblich festgelegt, sondern die Folge umweltbedingter Eingriffe in den genetischen Code. Die neuesten Forschungen auf diesem Gebiet der Epigenetik (72, 88) belegen diese Beobachtungen: Verantwortlich für solche Einflüsse sind vor allem die Ernährung, das soziale Umfeld (Stress) und andere Lebensstilfaktoren wie Bewegung, Schlafrhythmus u. a.

Das empfindliche Innere der Zelle, der Zellkern mit der genetischen Struktur, ist normalerweise durch eine harte Schale vor äußeren Einflüssen geschützt (Abbildung 34).

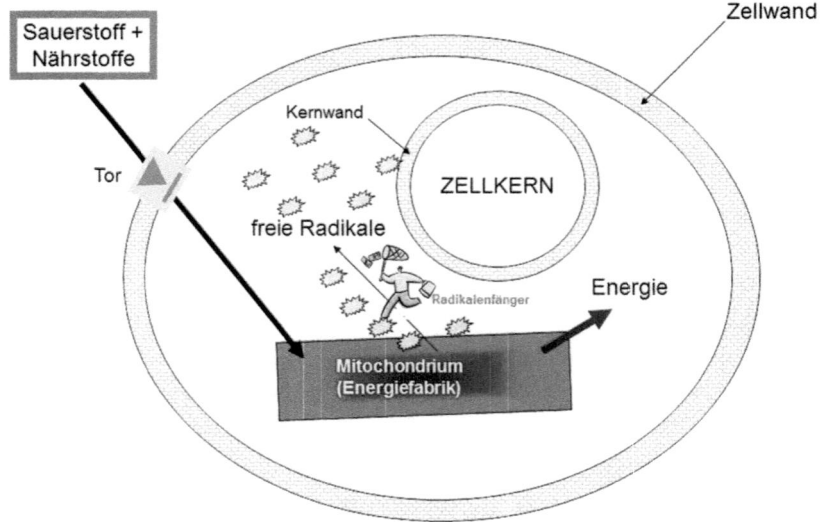

Abbildung 34: Körperzelle im Ruhezustand

Während der Zellteilung (das geschieht ja bis zu 50 Millionen Mal pro Sekunde!) wird diese Schale jedoch aufgelöst. Das ist die empfindlichste Phase für die Zelle. Jetzt können genverändernde Substanzen leichter Bauanleitungen zerstören bzw. verändern. Die effektivsten solcher Feinde sind die sogenannten freien Radikale (Abbildung 35).

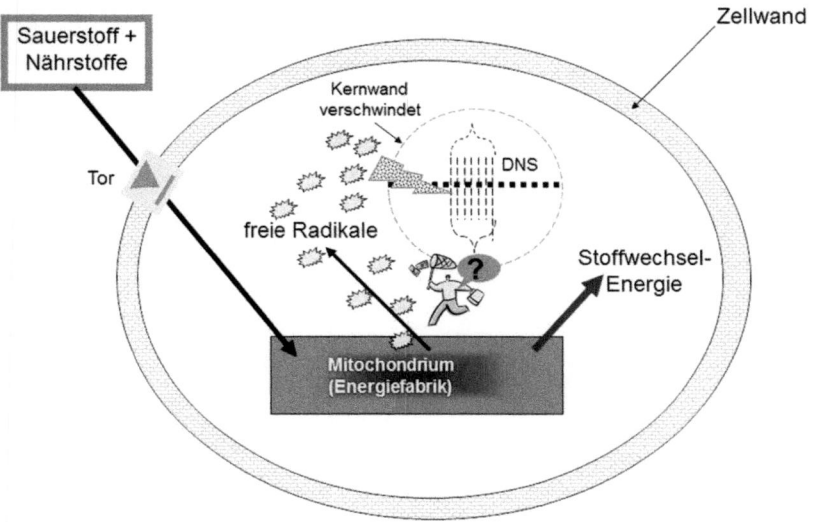

Abbildung 35: Körperzelle während der Teilung

Freie Radikale entstehen durch Chemikalien (Farbstoffe, Weichmacher, Pestizide, Herbizide, Fungizide), ionisierende Strahlung (Medizin, Flugreisen), elektromagnetische und ultraviolette Strahlung (Sonnenlicht, Haut-Studios, Radar, Handy), Viren und Bakterien (Papilloma-Virus, *Helicobacter pylori*), Alkohol-Abusus (für alle Tumoren ist bei zehn Prozent der Männer und drei Prozent der Frauen Alkohol Mitverursacher), Nitrosamine (geräucherte, gebratene, gepökelte Fleischwaren), Zigarettenrauch (aktiv und passiv) sowie nicht zuletzt durch Fehlernährung (schadstoffreich, entzündungsfördernd, Schimmel mit Aflatoxinen). Auch Schwermetalle wie Quecksilber, Kadmium und Blei, die aus Industrieabwässern stammen und gehäuft in Küstenfischen, Meeresfrüchten und Muscheln vorkommen, blockieren die Radikalfänger-Eigenschaften des Bindegewebes (32). Ein intaktes Bindegewebe hingegen, das mit viel Silizium und Phosphor ausgestattet ist, stellt genügend Elektronen zur Verfügung, um die freien Radikale zu neutralisieren. Hierfür ist Voraussetzung, dass diese nützlichen Substanzen über naturbelassene Lebensmittel aus ökologischem Anbau stetig nachgeliefert werden. Diese enthalten zudem weitere wichtige Radikalfänger: sekundäre Pflanzenstoffe in höherer Konzentration als in konventionell erzeugten Produkten (22). Vererbte Schäden an der Genstruktur werden heutzutage, wie bereits erwähnt, auf maximal acht Prozent aller Fälle geschätzt (Abbildung 36).

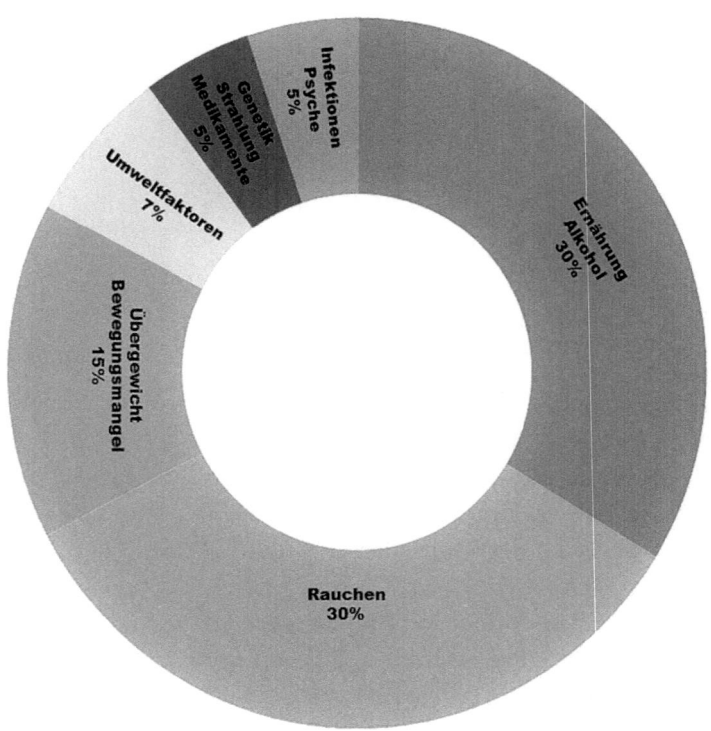

Abbildung 36: Ursachen der Krebserkrankungen in Industrieländern

Diesen krankmachenden, schädigenden Einflüssen, den sogenannten Noxen (45), sind wir alle in unseren Wohlstandsländern
mehr oder weniger häufig ausgesetzt. Also beherbergen wir auch
immer Krebszellen in unserem Körper, täglich entstehen einige
Hundert solcher entarteter Zellen neu. Tabelle 5 zeigt das Ausmaß der in uns vorhandenen, aber unentdeckt bleibenden Tumorzellen nach Autopsie an nicht krebskranken Verstorbenen.

Organ	bei Autopsie festgestellt (%)	klinisch diagnostiziert (%)
Mamma-Ca	33	1
Prostata-Ca	40	2
Schilddrüsen-Ca	98	0,1

Tabelle 5: Anteil nicht entdeckter Mikrotumoren

Warum aber bleiben wir dennoch meistens von dieser Krankheit verschont? Die Selbstheilungskräfte in uns organisieren eine
Armee von Abfangjägern und Reparaturarbeitern, die das verhindern. Es sind drei wesentliche Prozesse:

• Die Kontaktinhibition (Wachstumskontrolle) stoppt die Zellteilung, z. B. nach Vernarbung einer Wunde, wenn der zu-
  lässige maximale Kontaktdruck mit den Nachbarzellen erreicht wird.

- Das nächste Mittel des Körpers ist die Apoptose, der programmierte Zelltod, der immer dann in die Wege geleitet wird, wenn unser inneres Überwachungssystem merkt, dass die Zelle entartet, also nicht normal ist. Das geschieht aber nur dann, wenn die dafür notwendigen Signalstoffe produziert werden. Voraussetzung ist jedoch, dass das „Selbstmord"-Gen nicht durch den Tumor verändert ist.
- Schließlich haben wir ein sehr raffiniert aufgebautes Abwehrsystem gegen fremde Angreifer und entartete Zellen: unser Immunsystem.

Betrachtet man die Energie liefernden Stoffwechselprozesse und deren Auslöser im genetischen Code der Krebszellen, so wissen wir seit Kurzem, dass es hier entscheidende Unterschiede gibt – und zwar zwischen dem, was in „nur" wuchernden, „gutartigen" Tumorzellen geschieht, also in Geschwüren, die am Orte der Entstehung verbleiben, das umgebende Gewebe nur zur Seite drängen, und den aggressiven, sogenannten metastasierenden Krebszellen. Diese zerstören zwecks Ausbreitung die umliegenden gesunden Zellen und wandern vom Ursprungsort über Blut- und Lymphbahnen in andere Organe.

Aber bereits 1924 entdeckte der deutsche Nobelpreisträger Otto Warburg, dass die Energieversorgung der aggressiven Krebszellen über Vergärungsprozesse in der Zelle garantiert wird, mit oder ohne Sauerstoff. Das nannte er „aerobe Glykolyse" (78). In den normalen oder auch in den am Ort nur wuchernden Tumorzellen wird die benötigte Energie fast immer nur durch sauerstoffgenährte „Verbrennung" von Kohlenhydraten, Fetten und auch Eiweißen sichergestellt (Abbildung 37).

Wesentliche Abbauprodukte sind Wasser und Kohlendioxid, die über Lunge, Haut, Nieren und Darm ausgeschieden werden.

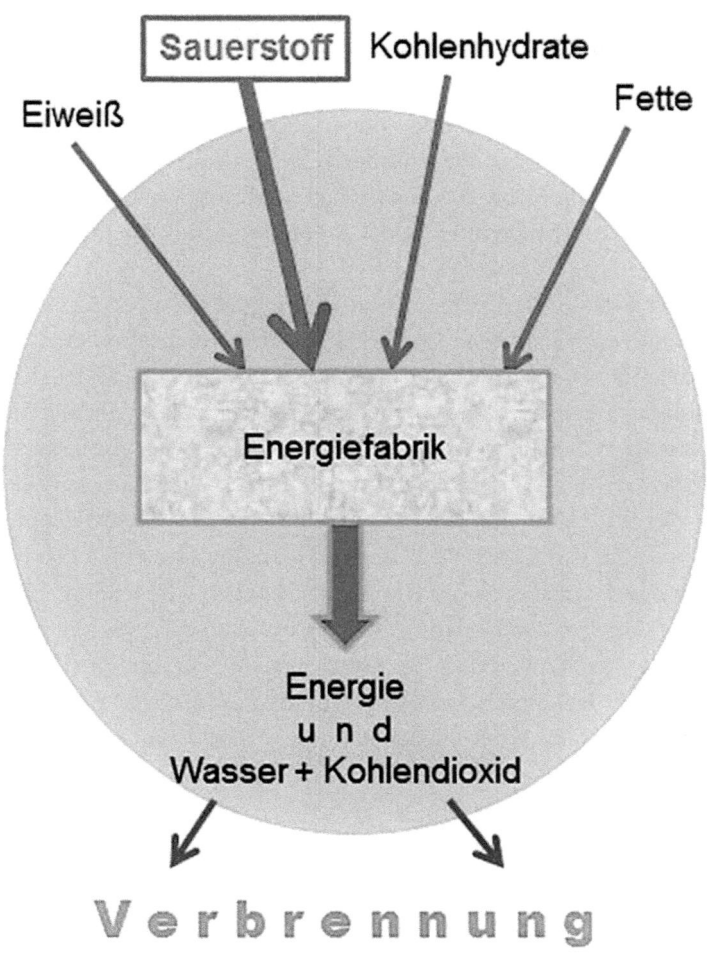

Abbildung 37: Energiestoffwechsel der
normalen Zelle bzw. der „gutartigen" Krebszelle

Ganz anders sieht es bei den aggressiven Krebszellen aus (Abbildung 38). Diese „verbrennen" nicht zwecks Energiegewinnung, sondern vergären immer, also egal, ob Sauerstoff vorhanden ist oder nicht. Dafür jedoch können sie nur Glukose, also Traubenzucker, verwerten, wovon sie dann allerdings pro gewonnene Energieeinheit (ATP) 20- bis 30-mal mehr brauchen als die normalen, „verbrennenden" Zellen. Alle anderen Energiegewinnungsmöglichkeiten, aus Fetten oder Eiweißen, funktionieren hier nämlich nicht mehr. Das Endprodukt dieser Vergärungsreaktionen ist nun aber Milchsäure statt Kohlendioxid und Wasser.

Warum das, was Warburg schon 1924 entdeckte, so funktioniert, kam erst im Laufe der letzten 20 Jahre ans Licht: Der Biologe Johannes Coy entdeckte 1995 (17) bei der Durchsicht der Erbsubstanzen gesunder Menschen und Patienten mit wuchernden bzw. aggressiven Krebszellen, dass es da entscheidende Unterschiede gibt. Das Gen für die Produktion des Enzyms Transketolase-like 1 (TKTL1) mit einer leichten, aber entscheidenden Abweichung vom üblichen Gen für das Enzym Transketolase (TKT) ist bei Patienten mit aggressiven Krebszellen deutlich stärker ausgeprägt. Erst im Jahre 2005 gelang es dann Coy, auch das entsprechende Enzym nachzuweisen (18). Heute wissen wir aus zahlreichen Studien, dass diese sogenannte Überexpression des TKTL1 bei allen Karzinomarten für deren Aggressivität verantwortlich ist.

Welche Vorteile bietet der aggressiven Tumorzelle diese besondere Art der Energieerzeugung über den Gärungsprozess?

Ein wesentlicher Punkt ist, dass bei allen Verbrennungsprozessen mittels Sauerstoff in der Energiefabrik der Zelle, den Mitochondrien, immer auch fünf bis zehn Prozent zerstörerische radikale Sauerstoffverbindungen entstehen (sogenannte ROS = Reactive Oxygen Species). Wie wir oben gesehen haben, können freie Radikale jedoch, wenn sie Gelegenheit haben, in das Innere des Zellkerns gelangen und Veränderungen an den Genen bewirken. Diese Gelegenheit bietet sich immer dann, wenn eine Zellteilung stattfindet, da hierbei die schützende Wand um

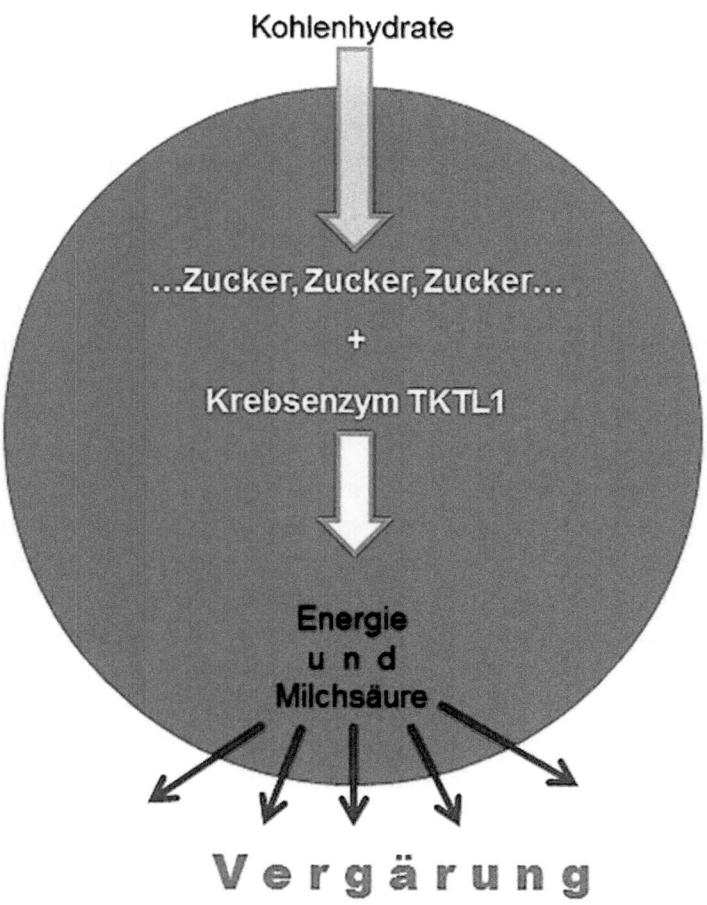

Abbildung 38: Energiestoffwechsel
bei aggressiven, metastasierenden Krebszellen

den Zellkern aufgelöst wird. Nun haben wuchernde Zellen eine stark erhöhte Zellteilungsrate, verglichen mit den meisten normalen Zellen. Das bedeutet aber auch, dass der Zugang aus dem Zellplasma, wo die Radikale entstehen, in den Bereich der Gene im Zellkern sehr viel häufiger als bei normalen Zellen bei jedem Teilungsprozess geöffnet wird. Diese Gefahr vermeidet die Krebszelle, indem die Energiegewinnung so gesteuert wird, dass sie außerhalb der Mitochondrien, ohne Sauerstoff, durch Gärung erfolgt. Die Arbeit der Mitochondrien wird also stillgelegt, blockiert. Es entstehen bei diesem Energiegewinnungsprozess keine freien Radikale, womit die Vermehrung der gewollten Zelltypen, also der Krebszelle, gewährleistet ist.

Damit ist gleichzeitig auch das nächste Problem, die Nährstoffe für die Karzinomzelle bereitzustellen, gelöst: Die rasant wachsende Population der aggressiven Karzinomzellen entfernt sich dadurch ja immer weiter von den vorhandenen Blutgefäßen, benötigt aber keinen Sauerstoff, sondern nur den erforderlichen Traubenzucker. Diese Gewebe mit Blutgefäßen für diesen Zelltyp zu versorgen, ist also nicht so dringend erforderlich wie für gesundes Gewebe. Abbildung 39 zeigt die Ergebnisse einer Studie (26), die die Versorgungssituation im Umfeld von Karzinomzellen untersuchte. Während einerseits die Konzentration des nun unwichtigen Sauerstoffs nach einem Abstand von 20 Zelldurchmessern (etwa 25 µm) vom Blutgefäß auf nahezu null abgesunken ist, verfügt die Krebszelle andererseits im selben Abstand noch über ca. 90 % der am Blutgefäß verfügbaren Glukose. Damit auch bei verringertem Glukose-Angebot noch genügend davon in die Karzinomzelle gelangen kann, aktiviert diese ein typisches Krebsgen, ein sogenanntes Onkogen, nämlich p-Akt. Dieses erhöht die Zahl der Glukose-Transporter in der Zellwand, was eine höhere Zucker-Aufnahme garantiert.

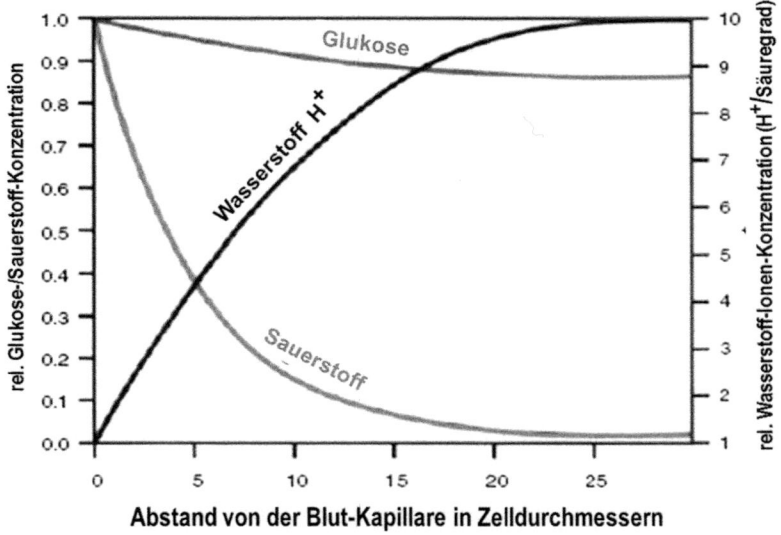

Abbildung 39: Zellversorgung mit Glukose
und Sauerstoff bei zunehmender Wucherung

Gleichzeitig ersehen wir aus Abbildung 39, dass sich um das
wuchernde Gewebe herum eine zunehmend starke Übersäuerung
(Ausmaß der Wasserstoffionen-Konzentration H^+) ausbildet. Dies
ist die Folge des besonderen Vergärungsstoffwechsels, wobei die
in den Krebszellen entstehende Milchsäure in die Umgebung
abgegeben wird, teils, um diese Zellen vor Übersäuerung zu
schützen, teils, um das umliegende Bindegewebe dadurch zu
zerstören und somit Platz für weitere Ausbreitung zu erlangen.
Die Säurebelastung des umliegenden Gewebes erreicht damit
etwa einen Säuregrad von pH = 2. Diese hohe Säurebelastung
wirkt nun auf die in das Bindegewebe eingebetteten gesunden
Organzellen und aktiviert dort andererseits auch das Gen p53, das
dafür verantwortlich ist, dass sich die so attackierten gesunden
Zellen selbst töten, also die Apoptose ausgelöst wird (43) – eine
hinterlistige, aber sehr effektive Vorgehensweise der aggressiven
Krebszellen, um sich ein verfügbares Terrain zu beschaffen.
Gleichzeitig arbeitet sich der Verbund der Krebszellen damit langsam, aber sicher an die Nährstoff liefernden Blutgefäße heran.

Der Vergärungsstoffwechsel der aggressiven Krebszelle verschafft ihr auch eine sehr erfolgreiche Abwehr gegen das körpereigene Immunsystem. Es wird sehr viel Milchsäure im Zellinnenraum produziert. Diese für die Zelle selbst gefährliche Übersäuerung wird durch einen Prozess des Ausschleusens von Lactat und Protonen in die umgebende extrazelluläre Matrix behoben. Damit erreicht die wuchernde Zelle eine sehr hohe Säurebelastung des umgebenden Gewebes bis zu einem Wert, der etwa dem unserer Magensäure entspricht! Nun ist ein Säurepegel um die Karzinom-Zellen herum hergestellt, dem unsere körpereigenen Abwehrzellen nicht mehr standhalten können: Die T-Zellen und unsere natürlichen Killerzellen (NK-Zellen) sterben ab. Zusätzlich werden im Stoffwechsel der Krebszelle große Mengen an Radikalfängern in Form von NADPH im Zellinneren aufgrund der Umlenkung auf den Vergärungsstoffwechsel produziert, die dann, ausgeschleust, als reduziertes Gluthation die von den abwehrenden Mastzellen zwecks Zerstörung der Tumorzelle ausgesandten freien Radikale abfangen, sie bleiben also wirkungslos. Ein hoher Gluthationpegel im Zellinneren unterbindet darüber hinaus in den sich sehr schnell teilenden Zellen eine eventuelle Schädigung des Krebszell-Erbguts durch von außen eingedrungene freie Radikale. Schließlich gelingt es diesem entarteten Stoffwechsel der Tumorzelle auch noch, Entzündungsförderer, die Zytokine, zu unterdrücken. Dadurch werden die für eine Heilung wichtigen Entzündungsprozesse erfolgreich verhindert, das bedeutet: Die Karzinomzelle kann nicht vom körpereigenen Abwehrsystem vernichtet werden.

Mit zunehmender Wucherung der siegreichen Karzinomzellen entfernen sich diese allerdings auch immer weiter von den versorgenden Blutgefäßen. Darum setzen sie nun noch einen sehr effektiven Mechanismus in Gang, nämlich die Aktivierung eines Botenstoffes (HIF-1α), der gemeinsam mit dem vermehrten p-Akt das Sprießen von Blutgefäßen in die Tumorregion hinein anregt. Diese sogenannte Angiogenese, also die Neubildung von Blutgefäßen, fördert nicht nur die bessere Versorgung mit notwendigen Nährstoffen, sondern ermöglich es den aggressiven

Zellen auch, über die Blutbahn in andere Körperregionen vor-
zudringen, also zu metastasieren.

Der Vergärungsstoffwechsel weist aber für die aggressive Zelle
noch weitere Vorteile auf. Die hohe Teilungsrate der Tumorzellen
benötigt, um Erbsubstanz (DNA) und Botenstoffe (RNAs) herzustellen, besondere Eiweiß-Zucker-Verbindungen, sogenannte
Pentosen. Dieser durch das Enzym TKTL-1 gesteuerte Karzinom-
Stoffwechsel liefert davon in hohem Maße, ebenso Stoffe zur
Herstellung der Zellstrukturen (Acetyl-CoA).

Aber auch gegen die gängigen Krebstherapien wissen sich die
Karzinomzellen zu schützen:

Die Bestrahlung von Körpergewebe mit ionisierenden Strahlen
wie Gamma-, Röntgen-, Elektronen- oder anderen Teilchen-
strahlen erzeugt dort freie Radikale, die die betroffenen entarteten
Zellen zerstören sollen. Durch die Bereitstellung besonders vieler
Radikalfänger aufgrund des speziellen Vergärungsstoffwechsels
(NADPH und reduziertes Gluthation) wird die Strahlenwirkung
deutlich gemindert.

Die Chemotherapie hingegen zielt darauf, die Apoptose stark
zu erhöhen, also den Selbstmord der Karzinomzellen in Gang
zu setzen. Die starke Übersäuerung der Krebszelle und ihrer
Umgebung stoppt allerdings dieses Selbstzerstörungsprogramm
(mutiertes p53-Gen), sodass auch hier nur eine unerwünscht
geringe Wirkung auf die aggressive Geschwulst erreicht werden
kann.

Das Resultat der Therapie scheint zunächst so wie gewünscht: Die
Tumorgröße geht zurück, „der Krebs" schwindet. Im schlimms-
ten Falle aggressiver Karzinome läuft das Ganze aber anders ab
als erwartet. Tatsächlich werden erst einmal die wuchernden
Krebszellen, also die Sauerstoff verbrennenden, „harmlosen"
Zellen, durch die Therapien stark dezimiert. Die aggressiven
Karzinomzellen mit schützendem Vergärungsstoffwechsel blei-

ben jedoch von den zerstörerischen Wirkungen der Therapien weitgehend verschont. Somit macht sich nach mehr oder weniger langer Pause ein lebensbedrohendes Krebswachstum bemerkbar (Abbildung 40).

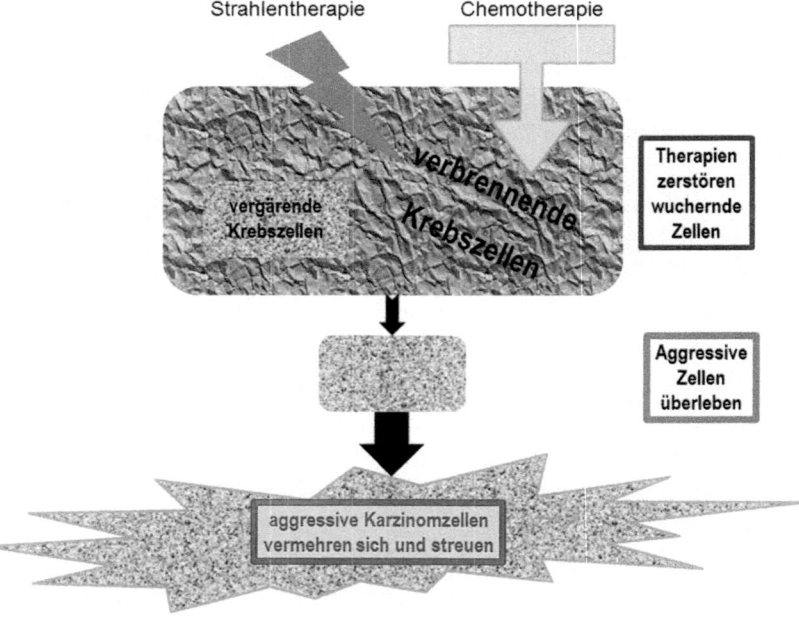

Abbildung 40: Unterschiedliche Reaktion von Krebszellen auf Therapien

In den letzten Jahren mehrten sich die Hinweise in der Krebsforschung, dass chronische Entzündungen ein sehr potenter „Dünger" für Karzinom-Neubildungen sein könnten (16). Aggressive Krebszellen sind offenbar in der Lage, Immunzellen für ihre Zwecke zu versklaven (73), unfassbar! Betrachten wir zunächst einmal einen normalen Entzündungsprozess nach einer Verletzung:

• Die zerstörten Zellen werden von unserem intakten Immunsystem abgebaut (Fresszellen mithilfe von Entzündungsförderern und freien Radikalen). Dabei sorgen bestimmte

Einheiten auch dafür, dass eventuell eingedrungene Krankheitserreger abgetötet werden.

- Blutplättchen und Fibrin verschließen die Wunde.
- Die Neubildung der zerstörten Zellen durch eine erhöhte Teilungsrate der umgebenden gesunden Zellen wird angeregt, Blutgefäße sprießen hinein.
- Nach Abschluss wirkt die Kontaktinhibition (s. o.): Das weitere Wachstum wird gestoppt.

Wie sieht das bei der Krebszellwucherung aus? Am Entzündungsherd befinden sich viele Zellen der Immunabwehr. Diesmal allerdings nutzen die Vorstufen von wuchernden Krebszellen, sogenannte präkanzeröse Zellen, die Abwehrzellen, um ihre eigene Ausbreitung zu fördern. So wandern Makrophagen, die großen Fresszellen, gehorsam in dieses neu gebildete, schlecht durchblutete Gewebe und veranlassen das Einwachsen von Blutgefäßen. Noch haben wir hier ja Krebszellen, die einen Verbrennungsstoffwechsel haben, also auf Sauerstoff-Zufuhr angewiesen sind. Ist der Tumor noch von einer abschirmenden Membran umgeben, so sorgen eben diese Makrophagen auch noch dafür, dass diese abgebaut wird, womit der Weg frei wird zur Metastasierung der Krebszellen. Zu diesem Zweck vermitteln sie den wandernden Krebszellen auch noch einen Führungsboten in Richtung Blutgefäß, den sogenannten Wachstumsfaktor. Die Versklavung der Makrophagen geht noch weiter. Sie sind sogar bereit, das erworbene Immunsystem zu unterdrücken. Damit wird die wesentliche Abwehr-Waffe unseres Körpers stumpf!

Die Versklavung wird weiter perfektioniert: Makrophagen folgen dem Befehl der Tumorzelle und produzieren entzündungsfördernde Substanzen (Tumor-Nekrose-Faktor NF-κB), die gehorsam im Zellkern der Krebszelle das Selbstmord-Gen abschalten lassen, Entzündungen weiter anheizen und eine fortschreitende Zellteilung verstärken.

Chronisch entzündete Herde in unserem Körper können sich also durchaus positiv auf das Tumorwachstum auswirken. Solche Herde können durch Fehlernährung provoziert werden, wie wir in Kapitel 2.2.1 gesehen haben, wodurch entzündliche Darmerkrankungen wie Colitis ulcerosa und Morbus Crohn ausgelöst werden können. Derzeit ist sicher belegt, dass wenigstens Gebärmutterhals-, Darm-, Magen-, Leber-Krebs und Lungenmesotheliome durch diese Entzündungsprozesse gefördert werden (54).

Aber auch die jeweilige Gewichtung bei der Auswahl unserer Nahrungsmittel spielt hierfür eine Rolle. Es gibt unter diesen nämlich eine ganze Reihe von Verbindungen, die, im Übermaß genossen, entzündungsfördernd wirken. Dazu zählen vor allem diejenigen, die reich an Omega-6-Fettsäuren sind, z. B. die Arachidonsäure, die relativ viel in Fleisch- und Wurstwaren vorkommt.

In den letzten Jahrzehnten hat aber nicht nur das Fleisch, sondern auch ein anderes Nahrungsmittel in unserem Essen stark überhandgenommen (Abbildung 41). Es ist vor allem in Fertiggerichten versteckt, ein Öl, das wir vielleicht bisher sogar für gesund hielten: nämlich hauptsächlich das Sonnenblumenöl, das doch einen hohen Anteil an den so sehr empfohlenen ungesättigten Fettsäuren enthält.

Es zeichnet sich aber, wie auch Maiskeim- und Distel-Öl, leider dadurch aus, dass es, im Gegensatz zu anderen Speiseölen, einen sehr hohen Anteil an Omega-6-Fettsäuren enthält. Das Verhältnis der Omega-6-Fettsäuren zu den förderlichen Omega-3-Fettsäuren beträgt bei diesen drei Ölen zwischen dem 50- und dem 150-Fachen. Bei den empfehlenswerten Ölen wie Lein-, Raps-, Walnuss-, Weizenkeim-, Soja- und Olivenöl hingegen liegt das Verhältnis bei maximal dem Achtfachen. Neuere wissenschaftliche Forschungen (69) zeigen, dass unter diesem Aspekt ein Fettsäurenverhältnis von 10:1 zwischen Omega-6- und Omega-3-Fettsäuren nicht überschritten werden sollte. Dieses Verhältnis liegt aber in der heutigen Ernährung der Bewohner von Industriestaaten bei über 30:1!

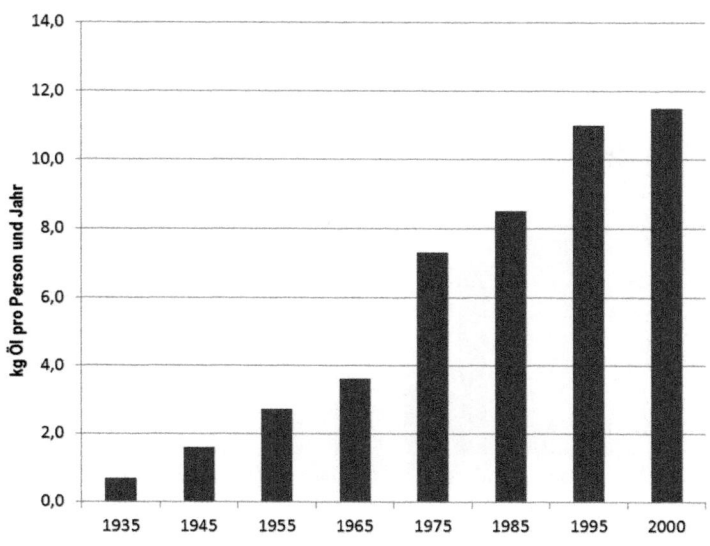

Abbildung 41: Produktion von
Omega-6-Pflanzenölen in kg/Person/Jahr für unser Essen

Die Gründe dafür sind sowohl in einem Hyperkonsum von
Fleisch und Milcherzeugnissen als auch von Sonnenblumenöl zu
suchen, das sehr billig in der Erzeugung ist. Da diese Fettsäuren
essenziell sind, das heißt von unserem Körper nicht selbst gebildet werden, können sie nur über die Nahrung aufgenommen
werden. Auch bei Nutztieren spielt das Futter eine wesentliche Rolle für die Qualität der von uns verzehrten Produkte:
Grünfütterung wirkt sich auf das Verhältnis der Omega-6- zu
Omega-3-Fettsäuren sehr günstig aus, es liegt für Milch, aber
auch Eier und Fleisch dieser Tiere dann etwa bei 1:1. Werden
die Tiere aber, wie heute üblich, mit Mais und Soja gefüttert,
steigt dieses Verhältnis auf bis zu 40:1! (79).

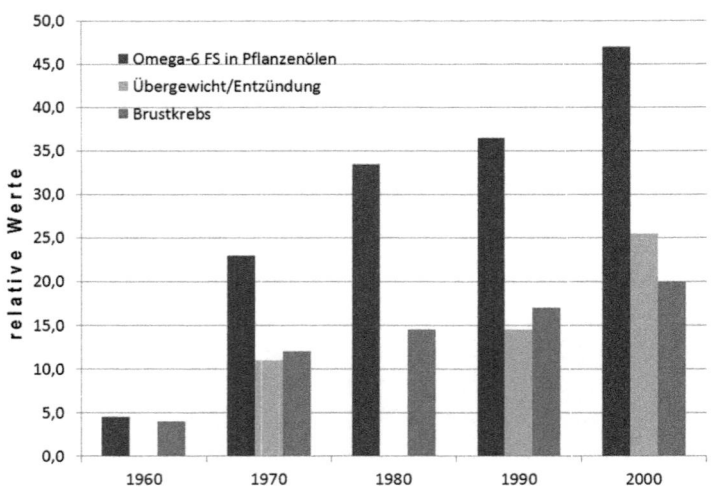

Abbildung 42: Zusammenhänge zwischen dem Konsum
von Omega-6-Fettsäuren und dem Anstieg von Adipositas,
Entzündungen und Brustkrebs in den USA

Abbildung 42 zeigt für US-Bürgerinnen eine Korrelation zwischen
dem Verzehr von Sonnenblumenöl und der Zunahme entzündlicher Erkrankungen, Übergewicht und Brustkrebs, was darauf
hindeutet, dass hier Zusammenhänge bestehen. Coussens und
Werb (16) drückten es aufgrund ihrer Forschungsergebnisse so
aus: Entzündungsfaktoren sind der Dünger für das Wachstum
bösartiger Zellen. Beeinflusst also unser Lebensstil die Wahrscheinlichkeit, mit der bösartiges Zellwachstum entsteht?

2.4.3 Vorbeugung und adjuvante Therapie

Vorbeugung ist Vorsorge. Was heißt das in dem konkreten Fall
Krebs? Wie gesagt, entstehen in unserem Körper ja täglich einige
Hundert entarteter Zellen. Was also trägt dazu bei, dass unser
Körper damit fertig wird, dass es also keine aggressiven Zellen
werden? Die Abwehrmechanismen haben wir ja bereits be-
nannt: Kontaktinhibition, Apoptose und Immunabwehr. Das

kann allerdings durch unseren Lebensstil negativ beeinflusst werden. In der Folge nehmen freie Radikale im Gewebe überhand, es entsteht sogenannter oxidativer Stress, und das Immunsystem wird geschwächt.

Oxidativer Stress

Was stresst uns denn heute so im Leben? Natürlich der Chef. Oder die Kinder. Oder auch die Autoren dieses Buches? Was ist denn eigentlich Stress? Ist das denn nur das, was heute im Alltag darunter verstanden wird, nämlich Überforderung?

Stress ist für unseren Körper eine hormonell (Noradrenalin und Cortisol) gesteuerte Bereitstellung von Energie, um eine Gefahr abzuwehren oder lebensnotwendige Dinge zu erwerben, z. B. Essen. Die Folge ist seit Jahrhunderttausenden eine körperliche Arbeit höchsten Grades: „flüchten oder fressen". Sehr intensiv hat sich der „Vater der Stressforschung", Hans Selye, damit beschäftigt (67). Er unterschied auch als Erster zwischen nützlichem und schädlichem Stress: Eustress und Distress. Bei Tierversuchen stellte er fest, welche hormonellen Veränderungen unter welchen Stressbedingungen eintreten.

Eine Erkenntnis, deren Bedeutung erst in letzter Zeit für unseren Stoffwechsel und unseren Gesundheitszustand gewürdigt wird, ist die Entstehung und Wirkung der sogenannten freien Radikale (Abbildung 43).

Das sind Molekülverbindungen, denen ein wichtiges Teil zum „Befriedigtsein" fehlt, nämlich ein negativ geladenes Teilchen, ein Elektron. Da, wo andere Moleküle gesättigt sind, weisen sie eine Elektronenlücke auf. Diese muss aber unbedingt wieder aufgefüllt werden, und zwar von den anderen Molekülen, die solche Elektronen haben. Das heißt, die freien Radikale stürzen sich auf alles, dem sie dieses Elektron zu entreißen vermögen.

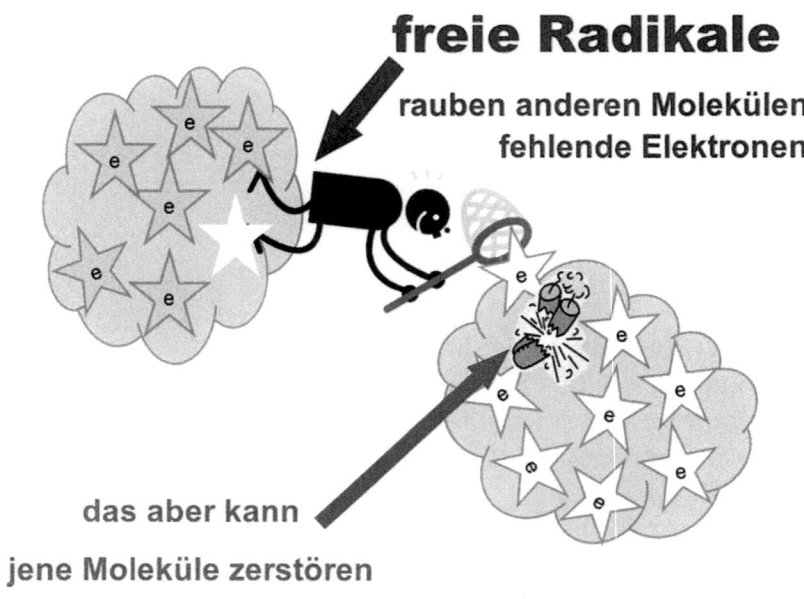

freie Radikale

rauben anderen Molekülen fehlende Elektronen

das aber kann

jene Moleküle zerstören

Abbildung 43: Wirkung freier Radikale im Körpergewebe

Das bedeutet aber, dass wichtige Brückenverbindungen zerstört und die angegriffenen Substanzen damit in ihrer Stoffwechselwirksamkeit geschädigt werden. Diese werden dadurch für die lebenswichtigen Abläufe in der Zelle und in der Grundsubstanz ausfallen, eventuell sogar selbst zu freien Radikalen werden. Das Kriegsspiel geht weiter und kann letztlich zu Schädigungen im Zellinnern, vielleicht sogar zu einer Veränderung der Erbsubstanz führen, wie oben beschrieben. Und damit erhöht sich die Wahrscheinlichkeit von Entartungen in Richtung Krebszelle.

In diesem Zusammenhange kommen wir noch einmal auf die bereits diskutierten Wirkmechanismen freier Radikale zu sprechen. Die Folgen ihrer Reaktionen in unserem Körper können sowohl negativ als auch positiv sein:

Im Zellinneren werden bei dem Energiegewinnungsprozess in den Mitochondrien auch freie Sauerstoff-Radikale (ROS) gebildet, die teils von dort vorhandenen Enzymen wie Katalasen, Peroxidasen, Dismutasen, Gluthation u. a. abgefangen, teils aber auch als Signalgeber für wichtige Körperbotschaften genutzt werden. Die Zellmembran enthält keine derartigen schützenden Substanzen. Sie ist also darauf angewiesen, dass von außen kommende ROS durch Radikalfänger des umgebenden Bindegewebes unschädlich gemacht werden. Andererseits könnte die schützende Zellmembran durch Zerstörung wichtiger Bausteine in derselben unwiderruflich geschädigt werden und damit das Überleben der Zelle infrage gestellt sein. Also ist auch die gesunde Beschaffenheit des Bindegewebes unter diesem Gesichtspunkt eine für das gesunde Überleben herausragend wichtige Eigenschaft. Hier wirken Radikalfänger wie z. B. die Vitamine C und E, das Gluthation, die ernährungsabhängigen Halbleiterbausteine Phosphor und Silizium an der Abwehrfront. Versagen sie aber aus den unterschiedlichsten Gründen, so wirken sich die energiestrotzenden Teilchen meist zerstörerisch aus.

Wie schützt sich die gesunde Zelle vor den selbst zu Radikalen gewordenen Radikalfängern im Zellinneren? Indem sie auch diese in Vakuolen (Abbildung 44) im Zellplasma einsperrt (3).

Das Bindegewebe, also die Grundsubstanz zwischen dem Blutgefäßsystem und den Organzellen, enthält Radikalfänger oder eben auch nicht, je nach Lebensweise. So ist z. B. eine ausreichende Versorgung unseres Gewebes mit Phosphor und Silizium eine wichtige Ausstattung, wohingegen eine Anreicherung von Schwermetallen wie Quecksilber, Kadmium, Arsen und Blei zu einem Überhandnehmen von freien Radikalen führt. Der Grund ist, dass die Mineralstoffe Phosphor und Silizium überschüssige Elektronen abgeben können und damit die aggressiven Radikale entwaffnen, während Schwermetalle selbst einen Elektronenmangel aufweisen und somit die Schädlinge nicht bremsen können. Während wir mit dem Verzehr von Gemüse und Getreide reichlich Silizium und Phosphor aufnehmen, führt ein Konsum von viel Fisch, besonders aus Küstengebieten und Zuchtanstalten, zu einem Übermaß an Schwermetallen in unserem Bindegewebe.

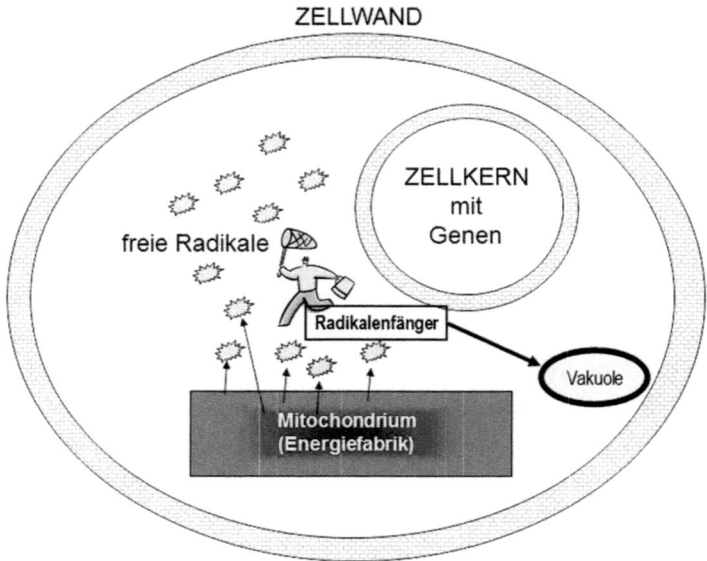

ZELLWAND

ZELLKERN
mit
Genen

freie Radikale

Radikalenfänger

Vakuole

Mitochondrium
(Energiefabrik)

Abbildung 44: Schema einer Pflanzenzelle mit Vakuolen

Dass entartete Zellen entstehen, ist also meist das Resultat eines erhöhten oxidativen Stresses, also eines Übermaßes an aggressiven Sauerstoff-Radikalen. Werden diese nicht kompensiert, unschädlich gemacht, dann werden diese Zellen durch Umstellung ihres Stoffwechsels zu aggressiven Karzinomzellen.

Jetzt wollen wir aber auch einmal die Schwachstellen des Vergärungs-Stoffwechsels zum Nachteil für die Krebszelle ins Auge fassen:

- Um den Vergärungsstoffwechsel zu aktivieren und den sauerstoffverbrauchenden Verbrennungsweg auszuschalten, muss das Krebsgen TKTL1 deutlich stärker ausgeprägt sein als die normalen Transketolase-Gene TKTL und TKTL2. Gleichzeitig ist auch ein Eiweißkörper, der die Selbstzerstörung (Apoptose) der malignen Zelle verhindert, das Apo10, verstärkt vorhanden.

- Auffallend ist, dass eine sehr hohe Zufuhr an Traubenzucker (Glukose) gewährleistet sein muss, damit die sich rasant vermehrenden Zellen die dafür notwendige Energie erhalten. Wie die Untersuchungen von Coy et al. (85) zeigten, beträgt diese Glukosemenge etwa das 20- bis 30-Fache der für normalen Verbrennungsstoffwechsel notwendigen Menge.

- Dazu kommt, dass außer Glukose kein anderer Nährstoff für die Energieversorgung verarbeitet werden kann. Im Gegensatz zu der gesunden, normalen Zelle können also weder Fette noch Eiweißstoffe herangezogen werden, um den Zellstoffwechsel aufrechtzuerhalten, häufige Zellteilungen eingeschlossen.

Haben wir hiermit nun vielleicht einen Ansatz gefunden, wie wir den aggressiven Zellen den Garaus machen könnten?

Aus der Überexpression von TKTL1 und Apo10 könnte man durch Messung derselben einen wichtigen diagnostischen Prognosefaktor gewinnen. Tatsächlich zeigen neueste wissenschaftliche Forschungsergebnisse aus Tübingen und Heidelberg, (29) dass diese Marker mit einem neuen Prüfverfahren (EDIM-Test) nachweisbar sind, wobei belegt werden konnte, dass die Zuverlässigkeit des Tests bei weit über 90 % liegt, was die Malignität des Tumorgeschehens betrifft. Wie die Autoren nachwiesen, ist die Überlebenswahrscheinlichkeit eng korreliert mit der Überexpression von TKTL1 und Apo10.

In diesen Fällen müssen wir dann versuchen, sowohl die Abwehr als auch die Ernährung der Karzinomzellen zu schwächen. Wir müssen also

- chronische Entzündungen vermeiden bzw. eindämmen, um die Versklavung unserer Immunzellen zu unterbinden
- zerstörerische freie Radikale durch Bereitstellung natürlicher Abwehr, also Radikalfängern aus unserer Nahrung, reduzieren
- unser typisches, gängiges Ernährungsverhaltens mit zu viel Glukose liefernden Nahrungsmitteln ändern

Betrachten wir zunächst einmal die Haupteinflussfaktoren auf Entzündungsvorgänge in unserem Körper (69). Dabei ergibt sich folgendes Bild:

Entzündungsförderlich sind

- unsere westliche Ernährung,
- Stress (Ohnmachtsgefühle, Niedergeschlagenheit, Depressionen),
- weniger als 20 min tägliche, mindestens leicht anstrengende Bewegung,
- Zigarettenrauch (aktiv und passiv), Schadstoffe, Gifte in Luft, Wasser, Boden, Nahrung, Haushaltschemikalien.

Entzündungshemmend wirken dagegen

- t r a d i t i o n e l l e mediterrane, indische, asiatische Kost,
- Entspannung, ausreichend Schlaf, Ruhe, positive Stimmung, Gelassenheit,
- täglich mindestens 30 min mehr oder weniger angestrengte Bewegung,
- saubere Umwelt und ökologisch angebaute Lebensmittel.

Stress, also Ohnmachtsgefühle, Ängste, Depressionen, haben einen inzwischen erwiesenen Einfluss auf die Förderung des Tumorwachstums (68). Dies wurde an der Universität von Pennsylvania (76) an Ratten untersucht, denen man Krebszellen implantiert hatte, die statistisch in 50 % aller Fälle zum Tode führen (Abbildung 45). Es wurden drei Gruppen gebildet: Die erste blieb im Käfig sich selbst überlassen, davon starb innerhalb von drei Monaten etwa die Hälfte. Die Tiere der zweiten Gruppe erhielten unregelmäßig leichte Elektroschocks, auf die sie keinen Einfluss hatten. Hier starben 77 % der hilflosen Ratten. Die dritte Gruppe erhielt ebenfalls solche leichten Elektroschocks wie die zweite Gruppe, die Tiere bekamen aber die Möglichkeit zu lernen, diese Tortur mittels Knopfdrucks auszuschalten. Hiervon starben nur 37 % der Tiere, also weniger als von den nicht gestressten Ratten.

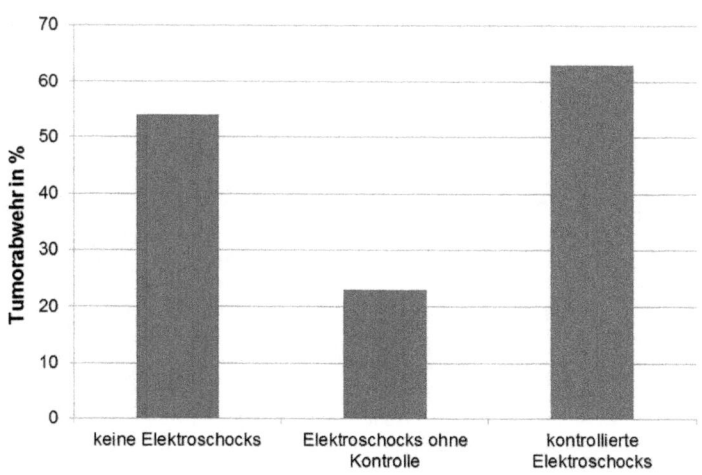

Abbildung 45: Stresseinflüsse auf das Krebswachstum

Die Lehre aus den Versuchen ist also die, dass nicht der Stress an sich, sondern nur ein damit verbundenes Gefühl der Ohnmacht krebsfördernd ist (nach Selye also Distress). Eustress, also fordernde Situationen, in denen wir aber überzeugt sind, sie in den Griff zu bekommen, tun das nicht, im Gegenteil, sie stärken offensichtlich sogar die Abwehrkräfte.

Ein relativ hoher Zucker- und Fleischverzehr ist in den westlichen Ländern die Norm. Hier zeigen weltweite statistische Erhebungen (56) zur Höhe des Konsums an tierischem Eiweiß, also vornehmlich von Fleisch, Wurstwaren und Milchprodukten, und der Häufigkeit des Auftretens von Brust- und Prostata-Krebs aufregend nachdenkenswerte Zusammenhänge (Abbildung 46). Die Einwohner der Länder, in denen mehr Gemüse und Hülsenfrüchte gegessen werden als in den Industrieländern, weisen eine deutlich niedrigere Erkrankungsrate an den genannten Krebsarten auf.

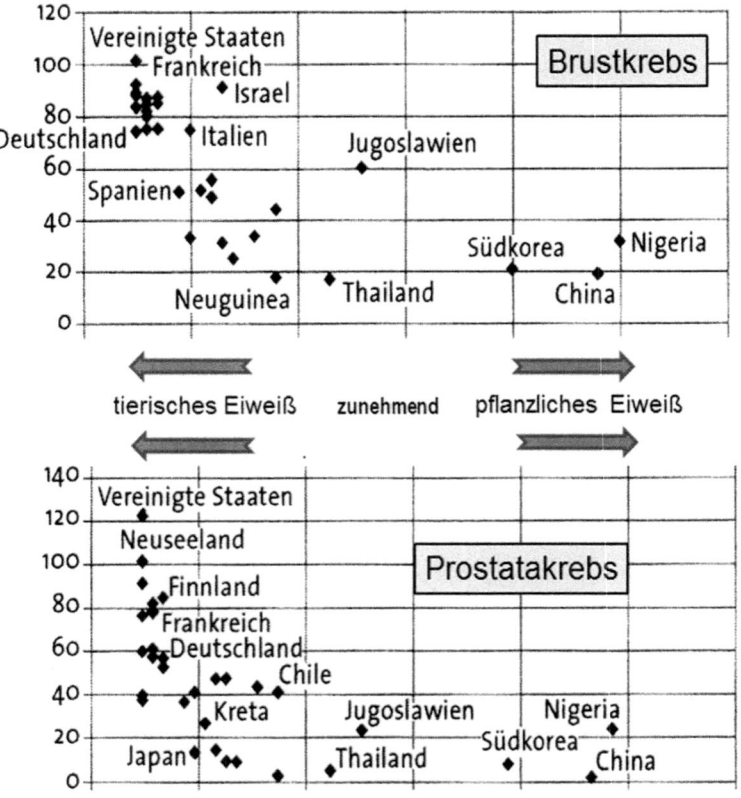

Abbildung 46: Weltweite Zusammenhänge
zwischen Krebsraten und Verzehr von tierischem
bzw. pflanzlichem Eiweiß 2002

Tatsächlich haben auch die langjährigen Forschungen der kanadischen Wissenschaftler Béliveau und Gingras ergeben, dass pflanzliche Lebensmittel vorbeugend wirken (5). Noch immer stehen wir aber erst am Anfang des Wissens, welche Substanzen in welcher Art des Zusammenwirkens (Synergismus) diese Fähigkeit haben. Allein die Laborversuche der beiden Forscher sind beeindruckend und vielversprechend. Deutlich wird daraus, dass es besonders die Lauch- und Kohlgewächse sind, die eine antikanzeröse Wirkung haben, also die typische Mittelmeerküche früherer Zeiten. Es zeigte sich eine eindeutige Hemmung des Krebszellwachstums je nach beigefügtem Pflanzenextrakt, verglichen mit nicht beeinflussten Krebszellen.

Die Quintessenz der langjährigen Forschungen lautet: Lebensmittel können vor Krebs schützen, indem sie

- krebserregende Stoffe aus der Umwelt unschädlich machen
- unser Abwehrsystem stärken
- die Bildung neuer Blutgefäße im Tumor blockieren
- entzündungshemmend wirken, also die „Düngung" der Tumoren mindern
- das Eindringen der Krebszellen in die Nachbarschaft verhindern
- sogar den Selbstmord der Krebszelle (Apoptose) stimulieren können

Richard Béliveau (5) fasst die Resultate seiner langjährigen Krebsforschungen provokant so zusammen: **„Wenn man mich darum bittet, einen Ernährungsstil zu empfehlen, welcher das Wachstum der Krebszellen maximal fördert, so gibt es dafür nichts Besseres als unseren westlichen Lebensstil."**

Was also sollen wir beherzigen?

Eine Zusammenfassung der derzeit in der Literatur zu findenden seriösen Ernährungsempfehlungen (19, 31, 45, 47, 69, 74) wollen wir aufgrund der umfangreichen Recherchen des selbst betroffenen französischen Arztes David Servan-Schreiber so formulieren, dass sich daraus praktische Empfehlungen, sowohl für die Vorsorge als auch parallel, adjuvant zu medizinischen Behandlungen ergeben:

- Was wir dringend reduzieren müssen:
  › Lebensmittel mit hohem glykämischen Index, also Zucker und alle typischen Mehlprodukte der Type 405 wie Nudeln, Pizza, Brötchen usw.,

› Sonnenblumen-, Soja- und Mais-Öl, gehärtete Fette (Margarinen), konventionelle Milchprodukte, frittierte Speisen und Knabbereien,

› Fleisch aus konventioneller Landwirtschaft,

› Obst und Gemüse aus konventionellem Anbau,

› Leitungswasser mit hohem Nitrat- und Pestizid-Gehalt (Gegenden mit intensiver Landwirtschaft und Massentierhaltung).

• Empfohlen wird hingegen der Verzehr von

› Vollkornmehlprodukten und stärkehaltigen Lebensmitteln mit niedrigem glykämischen Index,

› Tofu sowie Eiern, Geflügel, Fleisch und Fisch aus ökologischer Zucht,

› Oliven- und Leinöl, Biomilchprodukten,

› Gemüse und Obst aus Bioanbau,

› sauberem Leitungswasser, Mineral- und Tafelwasser in Glasflaschen.

Teil 3

Was uns noch wichtig ist

3.1 Vollwert-Ernährung – d e r Jungbrunnen

Nach der Lektüre des voranstehenden Kapitels wird Ihnen, lieber Leser, womöglich noch der Kopf rauchen. Vielleicht haben Sie es aber auch einfach überblättert, weil es Ihnen zu kompliziert und detailliert erschien. Ähnlich, wie es Bircher-Benner einmal ausdrückte, ist es auch uns beim Verfassen des zweiten Teils ergangen. Einen komplizierten Sachverhalt so zu beschreiben, dass ihn auch der Laie versteht, ist eine verdammt schwierige Aufgabe, der wir gerecht zu werden versucht haben.

Wenden wir uns nun einem Thema zu, das als eine Art Quintessenz der vorangehenden Darlegungen gesehen werden kann. Ausgehend von den Erfahrungen, die wir während unserer nun zehnjährigen Praxisarbeit gesammelt haben, wissen wir, welchen Drahtseilakt es bedeutet, zwischen Belehrung, Empfehlung und Ratschlag zu balancieren. Jedes Individuum reagiert anders auf unsere – wie dürfen wir es ausdrücken? – „Empfehlungen". Das variiert zwischen: „Ich lasse mir nichts vorschreiben" und „Ich wünsche mir ganz strikte Anweisungen". Es hat sich gezeigt, dass die wesentliche Grundlage für eine erfolgreiche Therapie von Zivilisationskrankheiten darin besteht, Zusammenhänge ganzheitlicher Körpergeschehen zu vermitteln. Aber auch die Vertrauensbasis und das Gefühl des Angenommenseins sind wichtige Voraussetzungen für eine gute Compliance. Der Weg vom einmal Gehörten bis zu einer dauerhaften Verhaltensänderung ist lang und kann sich über Wochen, Monate oder Jahre hinziehen (Abbildung 47).

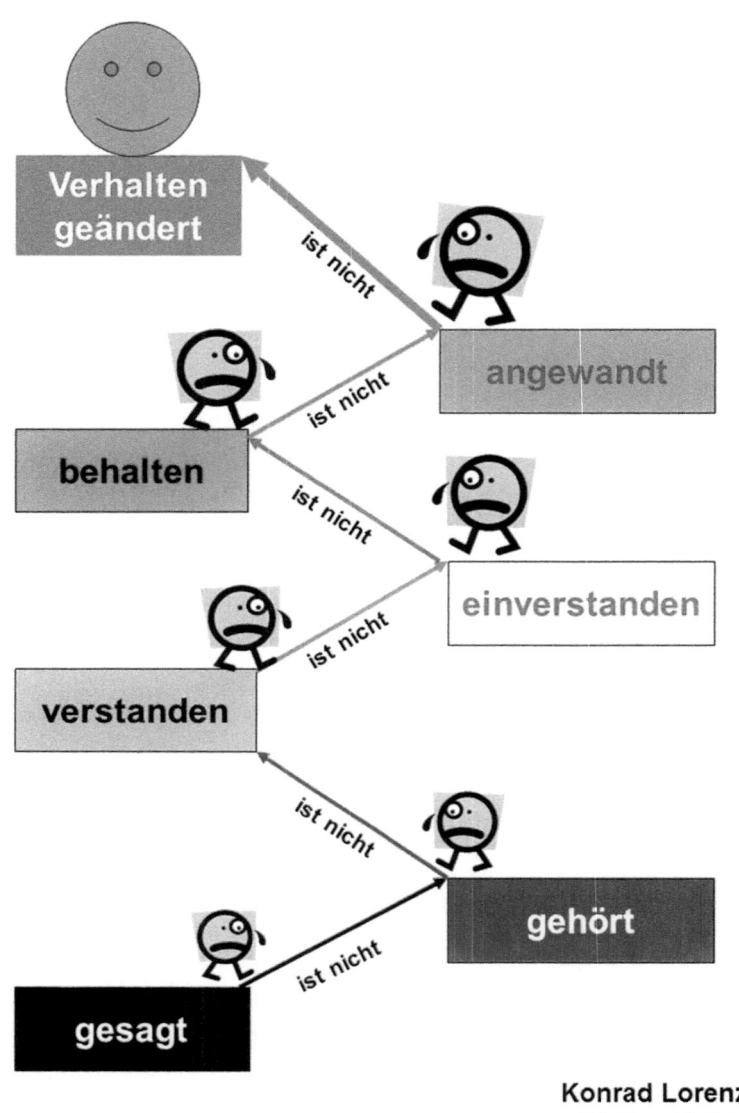

Verhalten geändert · *ist nicht* · **angewandt** · *ist nicht* · **behalten** · *ist nicht* · **einverstanden** · *ist nicht* · **verstanden** · *ist nicht* · **gehört** · *ist nicht* · **gesagt**

Konrad Lorenz
(1903 – 1989)

Abbildung 47: Die „Lorenz-Treppe"

Das Ziel, das es anzustreben gilt:

Vollwert-Ernährung forever!

An dieser Stelle sollen die Grundprinzipien dieser Lebensform dargestellt werden. Wie es das Wort schon sagt, werden bei dieser Ernährung alle wichtigen Substanzen zugeführt, die für einen gut funktionierenden Stoffwechsel nötig sind; d. h., die Versorgung mit Vitaminen, Mineralstoffen und bioaktiven Substanzen ist garantiert. Aus den vorangehenden Kapiteln ist deutlich geworden, dass dies mit konventionellen Produkten der Lebensmittelmärkte in sogenannten Wohlstandsländern kaum mehr möglich ist. Das klingt paradox. Wie sagte uns doch unser Hausarzt vor vielen Jahren: Es gibt keine Mangelerscheinungen mehr in unserem Land!

Die Definition der Vollwert-Ernährung stammt von den Gießener Ernährungswissenschaftlern von Koerber, Männle und Leitzmann (44).

„Vollwert-Ernährung ist eine überwiegend lakto-vegetabile Ernährungsweise, bei der gering verarbeitete Lebensmittel bevorzugt werden. Gesundheitlich wertvolle Lebensmittel werden zu genussvollen Speisen zubereitet. Die hauptsächlich verwendeten Lebensmittel sind Vollkornprodukte, Gemüse und Obst, Kartoffeln, Hülsenfrüchte sowie Milch und Milchprodukte, daneben können auch geringe Mengen an Fleisch, Fisch und Eiern enthalten sein. Etwa die Hälfte der Nahrungsmenge besteht aus unerhitzter Frischkost. Die Zubereitung erfolgt schonend und mit wenig Fett, aus frischen Lebensmitteln. Nahrungsmittel mit Zusatzstoffen werden vermieden.

Zusätzlich zur Gesundheitsverträglichkeit der Ernährung werden auch die Umweltverträglichkeit und die Sozialverträglichkeit des Ernährungssystems berücksichtigt. Das bedeutet unter anderem, möglichst ausschließlich

**Erzeugnisse aus anerkannt ökologischer Landwirtschaft
zu verwenden sowie Erzeugnisse aus regionaler Herkunft
und entsprechend der Jahreszeit zu bevorzugen. Weiterhin werden unverpackte oder umweltschonend verpackte
Lebensmittel bevorzugt sowie umweltverträgliche Produkte
und Technologien verwendet. Außerdem werden land-
wirtschaftliche Erzeugnisse bevorzugt, die unter sozial
verträglichen Bedingungen erzeugt, verarbeitet und ver-
marktet werden (u. a. fairer Handel mit Entwicklungsländern). Mit Vollwert-Ernährung sollen hohe Lebensqualität – besonders Gesundheit –, Schonung der Umwelt
und soziale Gerechtigkeit weltweit gefördert werden."**

Nach gängigen Vorstellungen ist die Nahrungsmittelindustrie bestens überwacht, und der Gesetzgeber sorgt sich um
unser aller Wohl. Lebensmittelskandale wie als Rindfleisch
verkauftes Pferdefleisch oder dioxinverseuchte Eier werden
schnell ans Tageslicht geholt. Doch was ist nun der eigentliche Skandal? Die Verdummung der Menschheit! Dem Konsumenten wird durch Werbung und aufwendig verpackte Ware
suggeriert, er ernähre sich gesund und ausgewogen, wenn er
die viel gepriesenen Produkte kaufe (42). Vollwertige Lebensmittel kommen bescheiden daher, machen nicht mit Werbeslogans auf sich aufmerksam – und haben doch a l l e s , was
der menschliche Körper braucht.

„Wenn das so einfach wäre ...", gab uns einmal eine Freundin
zur Antwort, die uns danach fragte, was sie gegen ihr Rheuma
tun könne. Es ist allerdings verblüffend, wie es Bircher-Benner
schon vor über hundert Jahren beweisen konnte, dass Heilung
ohne Operation, Medikamente oder irgendwelchen neumodi-
schen Hokuspokus möglich sein kann, jedenfalls oft, sehr oft!

Doch nach wie vor ist der Glaube an die Halbgötter in Weiß
unerschütterlich, wobei wir nicht in Abrede stellen wollen, dass
bei akuten Erkrankungen und unfallbedingten Verletzungen ihr
Wirken ein Segen ist.

148

In diesem Buch geht es aber um Folgeschäden, die durch jahrelange Fehlernährung entstanden sind und sehr oft durch eine konsequente Umstellung auf Vollwert-Ernährung behoben werden können bzw. durch Vorbeugung gar nicht erst auftreten müssten. Der Jungbrunnen ist kein leeres Versprechen, denn ein intaktes Gefäßsystem, bewegungsfreudige Gelenke und eine kräftige Muskulatur bis ins hohe Alter sind zwar auch eine Frage der genetischen Disposition, aber wir können viel dazu tun, ohne Zipperlein alt zu werden. Natürlich hängt dies nicht allein von der Vollwert-Ernährung ab, und wir verweisen der Vollständigkeit halber noch einmal auf den Fünf-Säulen-Tempel in Kapitel 2.2.

Wenn nun Sie, lieber Leser, überzeugt sind, dass es sich lohnt, die Lorenz-Treppe zu erklimmen, möchten wir Ihnen dazu gratulieren! Gleichzeitig wünschen wir uns für Ihr Wohlergehen, dass Sie sich von Ihrem Weg nicht abbringen lassen, denn es kann Rückschläge geben, oder Zweifel kommen auf durch die Stimmen in Ihrer Umgebung, die Ihnen einreden wollen, Sie wären ein Außenseiter, und die Sie zurückholen möchten in das „Land des unbeschwerten Genusses". Es mag verlockend erscheinen, die mühsam zu erklimmende Lorenz-Treppe zu verlassen und zu den alten, vertrauten Lebensgewohnheiten zurückzukehren. Außerdem wächst in Ihnen der Gedanke, so schädlich könne das auch gar nicht sein. Schließlich sei der Opa über 90 geworden, obwohl er täglich sein Schnitzel gegessen, regelmäßig Wein getrunken und geraucht habe. Ja, die gibt es, diese Ausnahmen. Doch leider bestätigen sie nur die Regel.

Sie befinden sich möglicherweise in dem Dilemma, entweder einen ungewohnten, steinigen und einsamen Weg zu gehen, dessen Ziel nicht einmal greifbar zu sein scheint, oder bekannte Pfade einzuschlagen, die Genuss verheißen. Die Entscheidung für den mühsameren oder den einfachen Weg richtet sich oft nach dem Leidensdruck. Menschen mit chronischen Schmerzen oder mit starkem Übergewicht haben meist eine höhere Motivation als gesunde. Doch woher kommt die Vorstellung, alles, was vollwertig sei, sei nicht lecker? Eine große Rolle spielt die Gewohnheit: „Wat de Buer nich kennt …" Gewiss, es gibt bei Säuglingen eine Vorliebe für Süßes, doch wird diese verstärkt durch mit Zucker versetzte Fertignahrung. Allzu schnell erfüllen Eltern heute die Wünsche ihrer Kinder nach bestimmten Lebensmitteln, sodass die Ernährung leicht einseitig wird. Pommes und Schnitzel, Nudeln, Pizza, Fischstäbchen, Pfannkuchen und jede Menge Süßkram stehen heute überdurchschnittlich oft auf dem Speiseplan unserer lieben Kleinen. Auch in den Kantinen der Kindergärten, Horte und Schulen werden überwiegend kalorienreiche Nahrungsmittel mit einem geringen Anteil an Vitalstoffen angeboten. Und die Versorgung in den Altersheimen sieht kaum anders aus, wenn nicht schlimmer. Ein Wunder, wie lange der menschliche Organismus trotz dieser ziemlich wertlosen Kost funktionsfähig bleibt! Fragt sich, wie lange! Welche Schlüsse zieht der Betroffene, wenn bei ihm eine Allergie, Zöliakie, ein Hautekzem, Colitis ulcerosa, Morbus Crohn, Parodontose, Hüftarthrose, Diabetes Typ 2, Bluthochdruck etc. festgestellt werden? Sieht er einen Zusammenhang mit seinen Lebens- und Essgewohnheiten? Oder ist das sein persönliches Schicksal, seine erbliche Belastung? Ein bisschen Erbe, ein bisschen Schicksal – aber viel eigenes Tun bzw. Unterlassen!

Wohlgemerkt: Es liegt uns fern, jemandem dafür Schuld zuzuweisen, denn er lebte in dem guten Glauben, alles für seine Gesundheit getan zu haben – von einigen Ausnahmen einmal abgesehen, nach dem Motto: „Ab und zu eine kleine Sünde kann doch nicht schaden." Mit steigendem Alter wächst nicht nur das Körpergewicht, auch der Stellenwert des Essens nimmt immer mehr zu und die „altersgemäßen" Beschwerden ebenso.

Kommen wir noch einmal zurück zu unserem motivierten Besteiger der Lorenztreppe. Wir wollen Mut machen, alle Stufen zu erklimmen. Egal, in welchem Alter, ob kerngesund, leicht angeschlagen oder chronisch krank: Es lohnt sich in jedem Falle, in den Jungbrunnen zu steigen!

3.2 Übergewicht – ein Phänomen unserer Zeit

In Deutschland ist inzwischen mehr als die Hälfte der Bevölkerung ab 50 Jahren übergewichtig! Tendenz steigend! Vor allem aber auch bei Jugendlichen und Kindern weitet sich das Problem in unseren Breiten zunehmend aus. Ist es überhaupt ein Problem, bezweifeln die einen, oder wird dem Gewicht viel zu viel Gewicht beigemessen?

Übergewicht beginnt mit einem BMI über 25 (BMI = body mass index = Körpergewicht in kg, geteilt durch das Quadrat der Körpergröße in m). Adipositas, auch mit dem unschönen Begriff Fettsucht bezeichnet, bedeutet, einen BMI über 30 zu haben. Während die Zahl der Übergewichtigen nicht mehr so rasant zunimmt, steigt die Anzahl fettsüchtiger Menschen. Jeder zweite Erwachsene in Deutschland hat zurzeit einen BMI von über 25, das heißt, er ist übergewichtig. 14 % fallen mit einem BMI von über 30 in die Kategorie adipös (fettsüchtig). Wie Abbildung 48 zeigt, steigt das Gewicht mit zunehmendem Alter kontinuierlich an, sodass von 65- bis 69-jährigen Männern heute schon drei Viertel übergewichtig sind (UGB-FORUM 6/06).

Wie ist dies zu erklären, ist doch in der mitteleuropäischen Bevölkerung das Bewusstsein für Nahrungsmittel mit möglichst geringem Fettanteil gestiegen? Mageres Fleisch wird von der Nachkriegsgeneration deutlich bevorzugt. Der rasante Anstieg der Geflügelproduktion weltweit (von 6 Milliarden Schlachtungen 1960 auf 45 Milliarden 2010) muss im Zusammenhang mit der Angst vor der Gewichtszunahme gesehen werden.

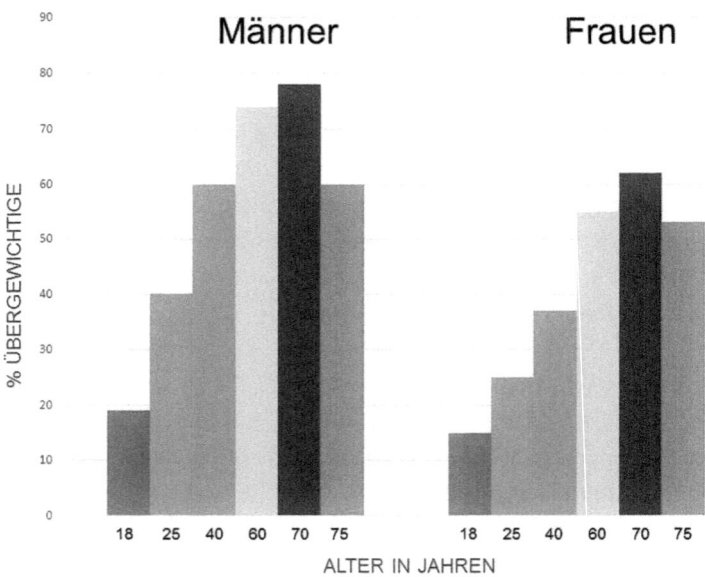

Abbildung 48: Alters- und geschlechtsspezifische
Verteilung der Übergewichtigen (BMI > 25) in Deutschland

Kaum ein Restaurant, das nicht einen „Fitness-Salat" mit Puten-
bruststreifen anbietet, suggeriert dieses Gericht doch, dass der Verzehr nicht dick mache und außerdem noch gesund sei. Abgesehen
von den extrem niedrigen Preisen für Geflügel, sprechen scheinbar
noch weitere gewichtige Gründe dafür, das gerupfte Federvieh
auf den Teller zu bringen. Dass so ein Tier unter grausigen Bedingungen mit zigtausend Artgenossen in nur wenigen Wochen
hochgezüchtet wurde, macht sich kaum jemand bewusst, wenn
er das knusprige Endprodukt zum Munde führt.

Auch die Wachstumshormone und Antibiotika, die bei der
Massentierhaltung angewendet werden, halten den Konsumenten nicht davon ab, zu dem Billigfleisch zu greifen. Folge
dieser am Gewinn orientierten Fleischproduktion ist, dass die
massiven Gaben von Antibiotika, meist prophylaktisch, zu einer
zunehmenden Resistenz der Keime führen, die für uns Menschen
eine wachsende Bedrohung darstellen. Gerade für Kranke und

Menschen mit geschwächter Abwehr kann das tödliche Folgen haben, da applizierte Antibiotika gegen die resistent gewordenen Keime unwirksam sind.

Aus den Untersuchungsergebnissen einer Studie der European Medicines Agency im Oktober 2013 (Der Spiegel 46/2013) ergeben sich erhebliche Unterschiede im Einsatz von Antibiotika in den einzelnen europäischen Staaten (Abbildung 49). Ursache dafür sind die mehr oder weniger restriktiven gesetzlichen Bestimmungen für die Mastbetriebe. So erkennt man z. B., dass derzeit in deutschen Betrieben im Schnitt 211 mg verkaufte Antibiotika pro 1 kg behandelte „Biomasse", also behandelte Schlacht- und Milchtiere, aber auch Pferde, angewendet werden. Die viel strengeren Regeln in Dänemark erlauben den Einsatz dieser Medikamente nicht für den prophylaktischen Gebrauch, sondern nur bei konkreten, tierindividuellen Infektionen, jederzeit nachkontrollierbar. Damit ergibt sich ein Antibiotika-Einsatz in Dänemark, der nur etwa ein Fünftel des deutschen beträgt.

Das „Darmstädter Echo" berichtete schon am 16.11.2011 über eine Studie des nordrhein-westfälischen Landwirtschaftsministeriums über den Antibiotika-Einsatz in Geflügelzucht-Anlagen. Ergebnis: 96,4 % aller in dem Zeitraum von Februar bis Juni untersuchten Tiere wiesen Antibiotika-Rückstände auf. Im Schnitt wurden jedem Tier drei verschiedene Antibiotika verabreicht, bis zu maximal acht verschiedene Medikamente, und das durchschnittlich 7,3 Tage lang hintereinander. Bei der Erhebung wurden 182 Betriebe in Nordrhein-Westfalen mit 962 Zuchtdurchgängen geprüft.

Um die Effektivität von Antibiotika beim Menschen zu gewährleisten, müssten ständig neue Wirkstoffe entwickelt werden. Das aber ist aus Kostengründen kaum mehr möglich. So sank die Zahl der weltweit neu zugelassenen Antibiotika von 17 im Jahre 1985 auf 0 im Jahre 2010!

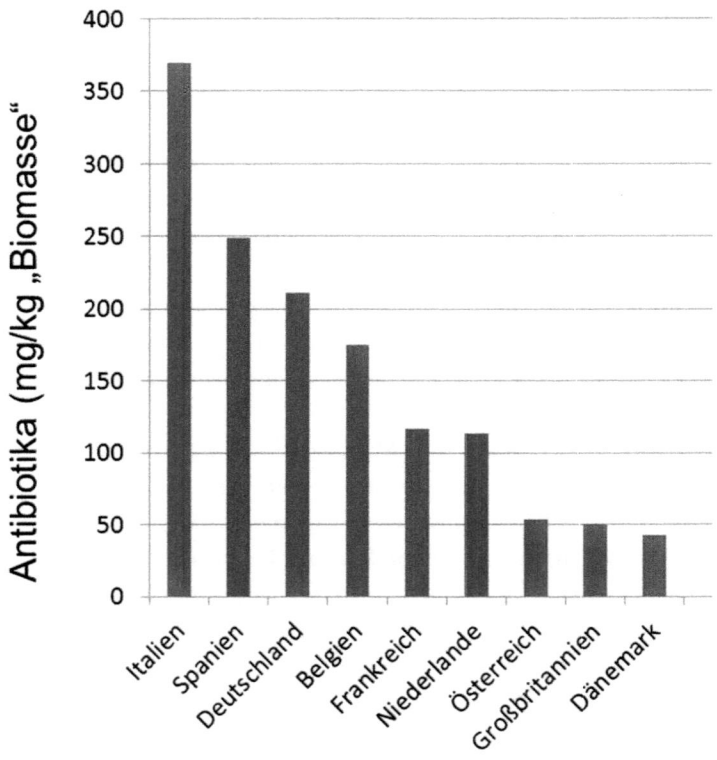

Abbildung 49: Antibiotika-Einsatz in der Europäischen Union 2013

Nicht nur mageres Geflügelfleisch erfreut sich immer größerer Beliebtheit, auch Produkte mit dem auffordernden Begriff „Du darfst" oder mit einem Fettanteil unter 1 %, wenn nicht sogar 0 %, gelangen mehr und mehr in die Einkaufswagen. Die Gesundheit und das Bedürfnis, etwas für die schlanke Linie zu tun, sind also im Bewusstsein der Käufer hoch angesiedelt. Ob im Fernsehen, in der Apotheken-Rundschau, allen Frauenzeitschriften, selbst im Ärzteblatt – immer dieselbe Botschaft: „Achte auf dein Gewicht – und du bleibst gesund!"

Und dennoch: Die meisten Menschen sind unsicher, was ihrem Körper und ihrer Seele guttut. Die Seele spielt schließlich auch eine wichtige Rolle für das Wohlbefinden, für die Gesundheit.

Ein Grillwürstchen beim Sommerfest, ein Schinkenbrötchen als Mittagessen kann doch wohl nicht schaden. Man möchte bitte nicht von irgendwelchen Gesundheitsaposteln eingeredet bekommen, dass der gelegentliche Genuss dieser Köstlichkeiten verwerflich sei! Außerdem soll die Ernährung „ausgewogen" sein, so jedenfalls raten es die „Deutsche Gesellschaft für Ernährung" (DGE) und andere Experten, die sich ausgiebig mit diesem Thema befasst haben. Ein normaler Sterblicher blickt durch den Wust an Informationen nicht mehr durch und verlässt sich auf die gängigen Botschaften der Medien. Einen ganz entscheidenden Anteil an der Meinungsbildung hat die Werbung.

Lebensmittel, wie die Natur sie bietet, reichen heute angeblich nicht mehr aus, um den Bedürfnissen unseres komplizierten Stoffwechsels nachzukommen. Sie müssen erst industriell „aufgearbeitet" werden, mit wichtigen Vitaminen und Mineralstoffen „veredelt" und mit Zusatzstoffen versetzt werden. Erst dann hat der Konsument das Gefühl, sich z. B. mit „Actimel" wirklich etwas Gutes zu tun. Das ist zwar etwas teurer als einfacher Naturjoghurt, aber dafür bleibt der Darm intakt – so jedenfalls verspricht es die Werbung („durch Probiotika verdauungsfördernd und immunstärkend").

In den Arztpraxen bekommen Kranke/Übergewichtige häufig den Rat: „Sie müssen abnehmen! Treiben Sie regelmäßig Sport, und essen Sie weniger und möglichst fettarm!" Ja, ja, das wissen wir ja, haben schon alles ausprobiert: Brigitte-Diät, Weight Watchers, FDH, Trennkost, Low Carb usw., hat alles nichts genützt! Im Gegenteil, wenig später sogar noch zugenommen. Auch die wöchentliche Teilnahme am Lauftreff wirkt sich nicht maßgeblich auf das Gewicht aus. Und oft stellt sich Resignation ein, wenn nichts hilft und alle Anstrengungen, schlank zu werden, zu immer größerer Unzufriedenheit führen statt zum Wunschgewicht. 60 % der Deutschen schaffen es nicht, über Diäten zu ihrem Idealgewicht zu gelangen (UGB-FORUM 1/02). Denn die meisten, nämlich 45 %, hatten bald nach der Diät wieder zugenommen (Abbildung 50). Etwa zehn Prozent verloren dabei gar nicht erst an Gewicht, und fünf Prozent hatten zwar erst Erfolge, wiegen aber heute mehr als vor dem Abspeckversuch, nur 38 % nahmen dauerhaft ab, zwei Prozent hatten keine Meinung.

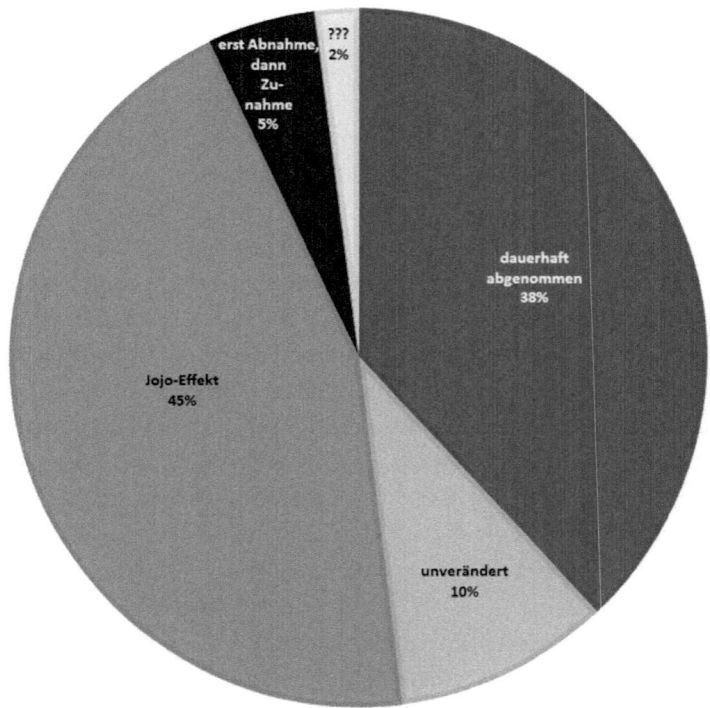

Abbildung 50: Abnehm-Diäten und Erfolgsquoten

Was ist dran an der These, möglichst mehrere kleinere Mahlzeiten zu sich zu nehmen, um das Gewicht zu halten? Je nachdem, was und wie viel ich zu mir nehme, ist das zwar möglich, jedoch wird das Verdauungssystem dabei ständig beansprucht. Die Bauchspeicheldrüse, die bei jeder kohlenhydrathaltigen Nahrungsaufnahme Insulin produziert und ins Blut ausschüttet, gibt uns manchmal bald nach dem Essen schon wieder ein Hungergefühl. Das passiert insbesondere nach dem Verzehr von isolierten Kohlenhydraten (raffinierte Zucker, Auszugsmehlprodukte der Type 405) und führt zu einem schnellen Abtransport des entstandenen Traubenzuckers in die Gewebszellen. Die Folge ist, dass der Blutzuckerspiegel rapide sinkt, und das kann zum Empfinden einer Unterzuckerung führen, die viele dann als schrecklichen Hunger verspüren, der schnellstmöglich gestillt werden muss. Abbildung 51 zeigt dieses Phänomen für zwei verschiedene Ernährungsformen (37). Die erste Gruppe der Probanden (gestrichelt) nahm ein konventionelles Frühstück zu sich, bestehend aus zwei Brötchen, 16 g Butter und 40 g Konfitüre, dazu Kaffee mit zwei Stück Würfelzucker. Die zweite Gruppe (Linie) aß ein sogenanntes Kollath-Frühstück: 60 g Vollweizenflocken, 15 g geschrotete Haselnüsse, eingeweicht in Orangensaft und ¼ l Frischmilch. In beiden Gruppen wurde regelmäßig der Blutzuckerspiegel gemessen. Man sieht, dass bei der 1. Gruppe sowohl der Glukose-Anstieg als auch der anschließende Abstieg sehr schnell erfolgten, sogar mit anschließender Unterschreitung des anfänglichen Glukosewertes, also einer Unterzuckerung. Bei der zweiten Gruppe, die die komplexen Kohlenhydrate verarbeitete, ergaben sich wesentlich moderatere Verläufe der Kurve, die Unterzuckerung blieb aus, das Sättigungsgefühl hielt länger an.

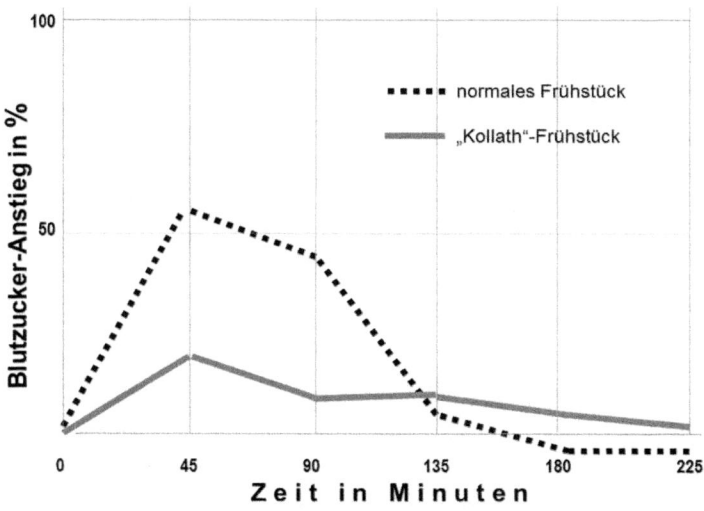

Abbildung 51: Glukosetoleranz-Test

Gerade die Vitamine des B-Komplexes, die bei dem angekurbelten Kohlenhydrat-Stoffwechsel als Coenzyme nötig gebraucht werden, sind aber in den üblichen, aus Mehltype 405 hergestellten Brötchen, Nudeln, Reis, Pizza und Kuchen Mangelware. Also: Aus den Vorräten schöpfen, solange sie vorhanden sind! Dies ist jedoch heutzutage immer weniger der Fall, da Vollkornprodukte mit einem hohen Gehalt an B-Vitaminen geradezu verpönt sind. Je weniger von den notwendigen Stoffen in diesen bevorzugten, aber minderwertigen Lebensmitteln sind, die der Körper jedoch dringend benötigt, umso mehr wird er davon zu essen verlangen. Abbildung 52 zeigt relativ (Vitaminmenge in Vollkorn = 100 gesetzt) den mit dem Ausmahlungsgrad stetig abfallenden Gehalt der Mehlsorten an den notwendigen Vitaminen.

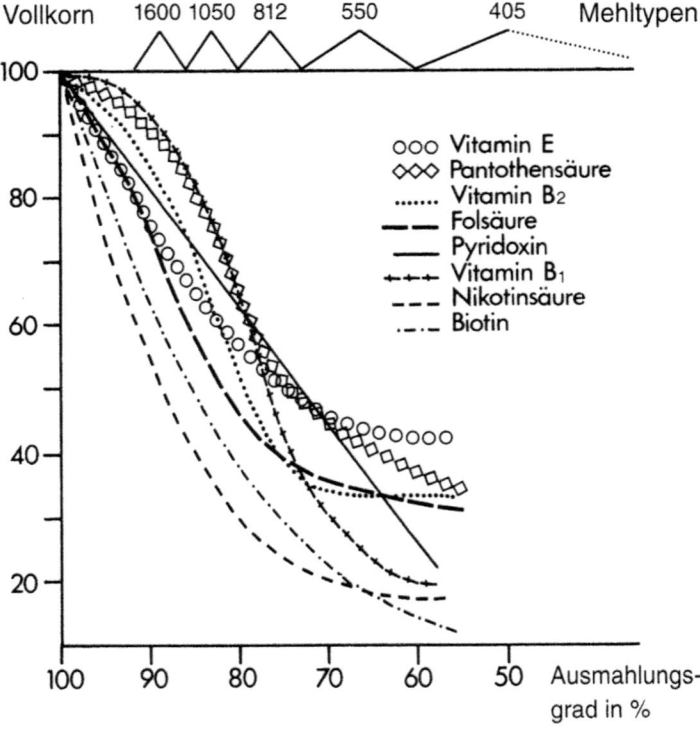

Abbildung 52: Vitamingehalt von
Weizenmehlen in Abhängigkeit vom Ausmahlungsgrad

„Sollen wir denn alle Körnerfresser werden?" Dieser Ausruf einer Zuhörerin bei einem unserer Vorträge über Zivilisationskrankheiten bleibt unvergessen. „Ja! Ihr sollt!", hätten wir damals antworten müssen. Stattdessen wiegelten wir ab und versuchten, die Bedeutung des Vollkorns nicht so in den Vordergrund zu stellen. Obst und Gemüse – fünf Portionen am Tag – das wissen alle. Vollkorn, gewiss, auch etwas, z. B. sonntags „Vollkornbrötchen" und hin und wieder auch mal ein Vollkornbrot. Für Vollkornreis und Vollkornnudeln finden sich aber kaum Liebhaber. Der Mangel an B-Vitaminen und anderen Vitaminen ist vorprogrammiert.

Aber damit droht nicht nur eine Unterversorgung an Vitaminen, sondern auch an einer Unzahl anderer wichtiger Substanzen, etwa an Mineralstoffen (Abbildung 53), Spurenelementen und sekun-

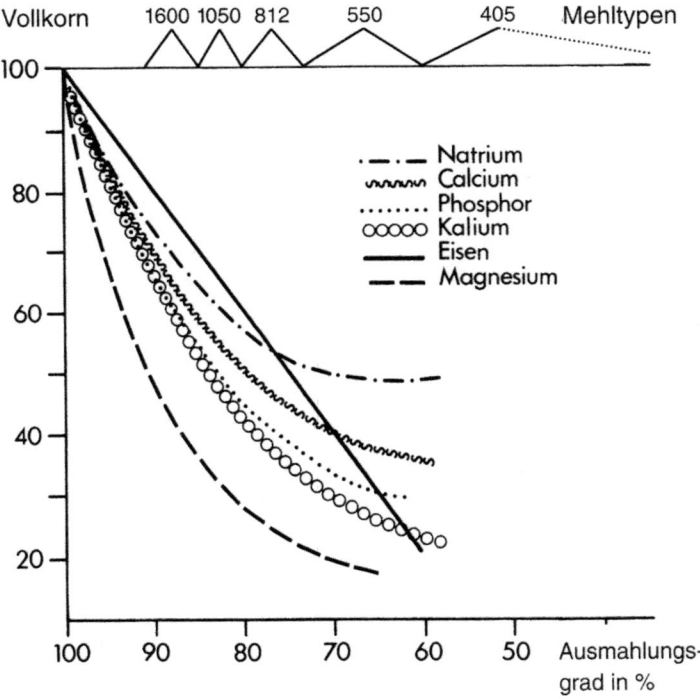

Abbildung 53: Mineralstoffgehalt von
Weizenmehlen in Abhängigkeit vom Ausmahlungsgrad

159

dären Pflanzenstoffen, die von den Ernährungswissenschaftlern erst in jüngerer Zeit in ihrer Bedeutung für unsere Gesundheit erkannt, aber noch längst nicht alle ausfindig gemacht wurden. Am Beispiel der Mineralstoffe kann man wieder den Wert des Vollkorns für unsere Gesundheit erkennen. Wozu braucht man also Nahrungsergänzungsmittel? Wenn überhaupt, dann bei krankmachender Normalkost!

Entwicklungsgeschichtlich ist es im Grunde einleuchtend: Seit Jahrtausenden schenkt uns die Natur Getreide, das volle Korn mit Schalen und Keimling, doch im Zuge der Industrialisierung musste es lagerfähiger, haltbarer werden, und man befreite es einfach von seinen schnell verderblichen Teilen, dem Keimling, aber auch von den „überflüssigen" Schalen. Und damit erhielt man, mit geschältem Weizen, ein wunderbar edel aussehendes weißes Brot. Warum sollte das nur den Reichen vorbehalten sein? Mit der größten Selbstverständlichkeit, als wäre es nie anders gewesen, steht heute auf unseren Tischen, ob zu Hause oder im Restaurant, Brot der Mehltype 405. Ob Mütter, die mit ihrem Sprössling auf Einkaufstour sind, ob der Theaterbesucher in der Pause, eine frisch gebackene Brezel schmeckt offenbar jedermann. Auf Festen und vielen Partys ist die Brezel beliebt und darf nicht fehlen. Dass man sich mit all diesen Produkten aus dem Mehl Type 405 nur leere Kalorien reinschafft, die noch dazu bald wieder neue Hungergefühle hervorrufen, bedenkt dabei kaum jemand. Dieses Bisschen zwischendurch zählt für die „Brezel-Esser" auch nicht als Mahlzeit.

Zwei bis drei Mahlzeiten am Tag reichen in der Regel aus, wenn auch Vollkornprodukte auf dem Speiseplan stehen, die ein anhaltendes Sättigungsgefühl garantieren und über eine hohe Nährstoffdichte verfügen. Was hat es auf sich mit der Nährstoffdichte, und inwiefern steht diese im Zusammenhang mit dem Übergewicht?

Unsere Nahrung beinhaltet neben Eiweiß, Fetten und Kohlenhydraten weitere wichtige Substanzen, die uns gesund erhalten. Vitamine, Mineralstoffe und Spurenelemente sind schon länger bekannt, gehören für den aufgeklärten Menschen regelmäßig auf den Tisch. Die meisten unter uns trauen den Nahrungsmitteln aus dem Supermarkt nicht zu, genügend dieser lebenserhaltenden Stoffe in sich zu tragen, und konsumieren zusätzlich Vitamine oder Mineralien aus dem Röhrchen. Hierzu mehr im Kapitel 3.4 über „Nahrungsergänzungsmittel". Doch selbst mit dieser Zusatzversorgung gelingt es nicht, den Appetit zu zügeln. Gibt es noch etwas, was sich in der üblichen Zivilisationskost nicht in ausreichendem Maße befindet? Tatsächlich hat die Forschung auf diesem Gebiete vor etwa 25 Jahren begonnen, sogenannte sekundäre Pflanzenstoffe zu isolieren, die sich, wie es der Begriff sagt, nur in Pflanzen befinden.

Das Konsumverhalten der Menschen in „zivilisierten Ländern" hat sich in den letzten Jahrzehnten derart verändert, dass die Versorgung mit diesen für die Gesundheit so wichtigen Stoffen nicht mehr gewährleistet ist. Der Schrei des Körpers nach den benannten Substanzen wird vom Gehirn missdeutet, und es kann sich eine ungezügelte Fresslust entwickeln mit der unbeabsichtigten Folge von Übergewicht oder gar Fettsucht. Zunehmend gilt heute: „Turbo und XXL", also muss es schnell gehen, es sollte schon eine „anständige Portion" sein, und es darf auch nicht viel kosten! Und zwar werden bevorzugt Produkte mit einer hohen Energiedichte gegessen und getrunken. Süße Getränke wie Limonaden, Bitter Lemon, Coca-Cola gehören noch immer in viele Haushalte. Ob morgens, mittags oder abends, die raffinierten Kohlenhydrate sind bei jeder Mahlzeit dabei, und sie liefern mehr oder weniger nur leere Kalorien.

Wer kennt das nicht: Wir haben gerade den festen Vorsatz gefasst, ein paar Pfunde abzunehmen, so müssen wir auch schon wieder eine Ausnahme machen: ein runder Geburtstag, ein Restaurantbesuch, das Grillfest im Verein. Wir stellen fest: Ein besonderes Ereignis reiht sich an das andere, und eine Chance, dabei auf das Gewicht zu achten, gibt es kaum. Der gute Vorsatz spukt zwar ständig in unserem Bewusstsein, doch zu sehen, was die anderen alles vertilgen, gibt uns das Gefühl, doch noch recht maßvoll zu sein. Auf den süßen Nachtisch haben wir sogar verzichtet, und dennoch: Die Waage zeigt es uns am nächsten Tag unbarmherzig. Bei durchschnittlich drei Ausnahmen im Monat bedeutet das etwa 1 kg Gewichtszunahme, die mit drei Fastentagen wieder ausgeglichen werden könnten. Aber wer schafft das schon im normalen Alltag? Allenfalls isst man hin und wieder etwas weniger, die Bilanz am Monatsende zeigt, dass man 500 g mehr auf die Waage bringt – und das trotz aller auferlegter Restriktionen. Manch einer erschrickt, wenn er nach einem Jahr 6 kg zugenommen hat, und sein Wille, Schlimmeres zu verhüten, wächst. Vielleicht hilft die Brigitte-Diät. In der Frühjahrsausgabe gibt es alljährlich tolle Tipps und interessante Rezepte, dass die Pfunde nur so purzeln: „Eine Freundin hat es letztes Jahr mit gutem Erfolg ausprobiert und dabei nicht einmal gehungert."

Ob Brigitte-Diät, Trennkost, easylife, Metabolic Balance oder Weight Watchers usw.: Alle haben einen Teilaspekt, der für Abnehmwillige hilfreich ist, aber kaum eine dieser Methoden führt l a n g f r i s t i g zum Erfolg. Eine Diät lässt sich schwer lebenslang durchhalten, setzt man sie aber ab und fällt in die alten Ernährungsgewohnheiten zurück, so nimmt man schnell wieder zu. Obwohl das alles nichts Neues ist, fallen Unzählige darauf herein, kaum dass eine vielversprechende neue Methode angepriesen wird, diese auszuprobieren. Aber auch dabei stellt sich der berühmte und gefürchtete Jo-Jo-Effekt ein, was manchen zur Resignation bringt und auf einen BMI von über 30 zusteuern lässt.

Inwieweit wirken sich die Schlafgewohnheiten auf unser Gewicht aus? Als Bircher-Benner vor ca. 100 Jahren in seinen Ordnungsgesetzen darauf aufmerksam machte, dass der Mensch einem biologischen Rhythmus unterworfen sei, kannte er nicht die Ergebnisse der Schlafforschung unserer Zeit, die heute seine Thesen bestätigen (87). Die hormonell bestimmten Stoffwechselvorgänge unterliegen Gesetzen, die es für die Zeit des Zubettgehens zu berücksichtigen gilt. Wer früher am Abend schlafen geht, ist dem Nachtschwärmer gegenüber im Vorteil. Er produziert weniger Ghrelin im Magen, das Hormon, das Hungergefühle auslöst. Es spricht also zugunsten unseres Gewichts dafür, wenn nicht gerade mit den Hühnern, so doch wenigstens eine bis zwei Stunden vor Mitternacht ins Bett zu gehen. Damit reduzieren sich außerdem die Stunden, in denen man untätig vor dem Fernseher sitzt und der Versuchung unterliegt, eine Tüte Chips zu leeren.

Machen wir uns einmal die Mühe, über eine Woche ein Ernährungsprotokoll zu erstellen, so fällt auf, dass es kleine Zwischenmahlzeiten gibt, die unser Bewusstsein sonst nicht registriert: Eine Kollegin hat Geburtstag und gibt eine Runde Kuchen aus, ein Sektempfang mit kleinen Knabbereien bei einer Jubiläumsfeier im Betrieb findet statt. Alles summiert sich im Laufe einer Woche, und es führt zu einem fatalen Ergebnis: Hungergefühle kommen gar nicht mehr auf.

Es gibt Menschen, die schon jahrelang keinen Hunger mehr verspürt haben. Aber sie gehen häufig in ein Restaurant, doch nicht, um sich satt zu essen, sondern um auf dem Teller eine Art Kunstwerk zu erblicken und zu genießen, wobei die Menge der Zutaten häufig sehr übersichtlich ist (Abbildung 54). Man beachte die symbolisch anmutende Menge an Salat auf den Tellern und das, was davon meistens auch noch zurückgeht – in den Mülleimer!

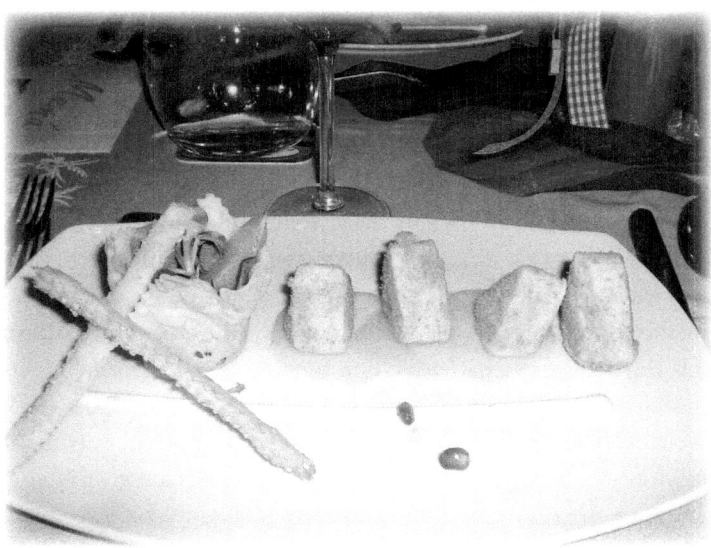

Abbildung 54: „Übersichtliche" Köstlichkeit im Restaurant

Oft sind es nicht unbedingt die Schlankesten, stimmt doch bei diesen meist älteren Jahrgängen die Bilanz von Kalorienzufuhr und Energieverbrauch schon lange nicht mehr. Kinder und Jugendliche, die sich viel bewegen, haben neben einem höheren Grundumsatz einen sehr viel größeren Nahrungsbedarf. Mit fortschreitendem Alter – bei Frauen gibt es einen deutlichen Einbruch mit den Wechseljahren – lässt mit der geringeren Bewegungsfreudigkeit auch der Kalorienbedarf nach, und dabei bekommen die kulinarischen Genüsse mit zunehmendem Alter eine immer größere Bedeutung. Ein Teufelskreis ist vorprogrammiert: Dicke (übergewichtige) Menschen bewegen sich meist nicht gern, gesundheitliche Probleme wie Schmerzen in Hüft- oder Kniegelenken kommen dazu, sodass sich die Muskulatur zurückbildet und parallel dazu der Spaß am Sport weiter schwindet. Der Einkauf zu Fuß oder mit dem Fahrrad wird zu einer immer größeren Ausnahme. Selbst wenn der Supermarkt nur ein paar Hundert Meter entfernt ist, kann man mit dem Auto Zeit sparen, was besonders im Rentenalter wichtig wird. Doch auch viele der jungen Generation, sofern sie noch bewegungsfreudig sind, erledigen alle Wege in der näheren Umgebung per Auto, kommen nicht im Traum auf die Idee, die fünf Kilometer zum Arbeitsplatz mit dem schönsten Cabrio, dem Drahtesel, zu überwinden. Wenn ein Bewegungsprogramm auf dem Plan steht, dann abgekoppelt von Besorgungen, Theater- oder Kinobesuchen, sozialen Events oder was auch immer. Zugegeben, es gibt Gesundheitsbewusste oder solche, die etwas für ihre Figur tun wollen, die regelmäßig das Fitnessstudio besuchen, am wöchentlichen Lauftreff teilnehmen oder paarweise ihr Walkingprogramm absolvieren. Es braucht den anderen, der uns mitreißt, mit dem wir am Ball bleiben, im wahrsten Sinne des Wortes. Aber wie viel Prozent der Bevölkerung schaffen es, den inneren Schweinehund regelmäßig zu überwinden? Wer auf sich allein gestellt ist, hat noch weit größere Probleme, sich zu etwas aufzuraffen, was nicht beim ersten Versuch gleich Lustgefühle verspricht. Es gilt eine Durststrecke zu überwinden, den Körper langsam zu gewöhnen, bis er „süchtig" wird. Die kalte Dusche wird im Augenblick als unangenehm empfunden – doch danach: ein göttlich wohliges

Gefühl! Nicht nur unserem Körper, auch unserer Seele tun wir mit Aktivität etwas Gutes. Das endokrine System schüttet vermehrt sogenannte Glückshormone aus, an denen es besonders in sonnenarmen Zeiten mangelt. Essen im Übermaß hängt bekanntermaßen auch mit psychischen Problemen zusammen. Unzufriedenheit, Langeweile oder Stress veranlassen uns, mehr Süßigkeiten, fette Speisen oder Alkohol zu uns zu nehmen, als unserer Gesundheit guttut. Kurzfristig spüren wir Erleichterung, doch allzu groß ist die Gefahr, dass daraus Gewohnheit wird, wenn nicht sogar ein unkontrollierbares, süchtiges Verhalten. Spätestens dann gilt es aufmerksam zu werden und sich auf andere Weise, wie oben beschrieben, Ausgleich zu verschaffen.

Wie ist es um die Genussfähigkeit der Dünnen und der Beleibten bestellt? Ersteren wird gern unterstellt, sie hätten nicht so viele Lustgefühle beim Essen. Bei genauerer Betrachtung muss man jedoch feststellen, dass Übergewichtige dazu neigen, schneller zu essen. Sie können innerhalb kurzer Zeit große Mengen verdrücken, oft weit den Energiebedarf übersteigend. Langsames Essen mit ausgiebiger Kautätigkeit haben diese Menschen verlernt, wobei auch differenzierte Geschmackserlebnisse auf der Strecke bleiben müssen. Der wirkliche Genießer ist der Langsam-Esser, der seine Aufmerksamkeit ganz der Mahlzeit widmet und sich durch nichts ablenken lässt. Er isst weniger, weil ihm noch während des Essens ein Sättigungsgefühl aus dem Verdauungstrakt zurückgemeldet wird. Die Kalorienaufnahme dieser beiden Typen unterscheidet sich meist noch aus einem weiteren wichtigen Grund: Der „Genussmensch" liebt das „gute" Essen, und er versteht darunter reichliche Fleischportionen, wenig Beilagen in Form von kalorienarmen Gemüsen, d. h. kaum Ballaststoffe, die für eine gute Darmentleerung sorgen würden. Der Alkohol ist bei diesen Mahlzeiten ein beliebter Begleiter, was in puncto Kalorien noch einmal ordentlich zu Buche schlägt (Abbildung 55).

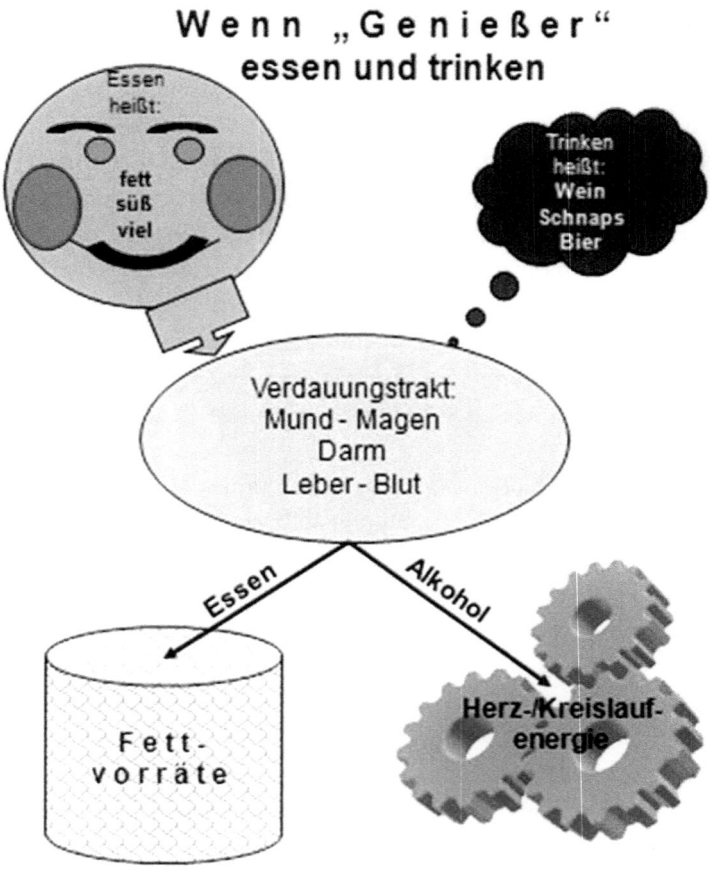

Abbildung 55: Genießerisch essen und trinken und unerwünschte Folgen

Was sagt uns Abbildung 55? Der „Genießer" isst gerne viel von fettem und süßem Essen, das verwöhnt den Gaumen bzw. die Geschmacksnerven. Dazu trinkt man natürlich Wein und Schnaps, auch Bier. Diese Letzteren haben nun den Vorteil, dass sie sehr schnell als Energielieferanten taugen, der umständlichere Weg der Verdauung und Zerkleinerung in die passagefähigen Bruchstücke von Kohlenhydraten, Fetten und Eiweißen dauert viel länger. Also besorgt sich der Körper die Energie, die ja ständig benötigt wird, aus dem Alkohol. Man sollte sich das immer vor Augen halten: 1 g Alkohol bringt immerhin 7 kcal auf,

Fette mit 9 kcal nur wenig mehr. Diese letzteren Kalorien kommen also für den akuten Grundumsatz zu spät und werden abgelagert. Und wo? Natürlich in den Fettzellen. Also, immer dran denken: 1 Glas Wein (0,2 l) oder eine Flasche Bier (0,5 l) enthalten jeweils 140 kcal, das Fünffache davon liefert mit 700 kcal die Energie für fast die Hälfte unseres Grundumsatzes (Energie-Verbrauch für Körperfunktionen wie Herzarbeit, Verdauung usw., ohne jegliche Bewegungsaktivität).

3.3 Das Hauptmann-von-Köpenick-Dilemma

Im Rahmen unserer Beratungspraxis erleben wir hin und wieder, dass Ratsuchende sich nicht trauen, unseren Empfehlungen zu folgen. Dies ist insbesondere bei Problemen mit dem Darm der Fall. Wenn sie zu uns kommen, haben sie meist schon mehrere Ärzte aufgesucht in der Hoffnung, die äußerst lästigen Beschwerden loszuwerden. Da die verordneten Medikamente jedoch oft unangenehme Nebenwirkungen haben, suchen sie nach einer alternativen Therapie. Wie wir aus dem oben Beschriebenen gesehen haben, ist die Darmgesundheit entscheidend für unser allgemeines Wohlbefinden. Doch was tun, wenn sich gezeigt hat, dass wir auf bestimmte Nahrungsmittel mit schmerzhaften Blähungen oder sogar unkontrollierten Durchfällen reagieren? Vielleicht wurde bei dem Patienten sogar ein entzündlicher Prozess wie Morbus Crohn, Colitis ulcerosa oder Divertikulitis diagnostiziert. In der medizinischen Sprechstunde wird dieser Patient dann meist mit einem dringenden Verbot für bestimmte Speisen nach Hause geschickt, wie wir oben in zwei Fallbeispielen berichteten: „Keine Rohkost und kein Vollkorn!" Von uns hört der Betroffene nun genau das Gegenteil, doch damit haben wir im übertragenen Sinne das „Hauptmann-von-Köpenick-Dilemma" (Carl Zuckmayer 1930/31: „Hab ick keene Papiere, krieg ick keene Arbeet, hab ick keene Arbeit, krieg ick keene Papiere"): Rohkost verträgt sein Darm nicht, doch ohne Rohkost wird der Darm gesund. Mutige wagen es, ihre Ernährung umzustellen, was natürlich in kleinen Schritten geschehen muss. Meist zeigt sich schon nach wenigen Tagen eine Verbesserung der Symptome. In hartnäckigen Fällen kann sich der Heilungsprozess jedoch über einige Wochen hinziehen. Die Vorstellung, dass rohes Gemüse mehr Blähungen als gekochtes verursache, ist falsch, da ja die hilfreichen Verdauungsenzyme nur im unerhitzten Zustand lebendig und aktiv bleiben, wie wir oben ausführlich erläuterten. Übermäßige Blähungen können sich einstellen, wenn der Verdauungstrakt ständig mit Produkten aus raffiniertem Zucker und Mehlen Type 405 zu tun hat. Auch Säfte vertragen sich oft nicht mit Rohkost. Dann muss der Patient sich die Frage stellen: „Was ist mir wichtiger: Kuchen, Brötchen, Nudeln und Co. oder ein gesunder Darm?" Einen moderaten Konsum dieser Nahrungsmittel verzeiht der intakte Darm meist, und im Übrigen halte man es mit dem Spruch: „Wo's Arscherl brummt, ist's Herzerl g'sund!"

3.4 Brauchen wir Nahrungsergänzungsmittel?

Die vielleicht größte Gefahr, die Menschen auf einen Irrweg zu führen, ist die Werbung der Nahrungsmittelindustrie (24). In der Vorstellung, über deren Mitteilungen die wahren Botschaften und wissenschaftlich begründete Erkenntnisse zu bekommen, greifen wir zu Produkten, die uns bestenfalls nicht schaden, auf jeden Fall aber keinen Nutzen bringen. Der Markt boomt mit Nahrungsergänzungsmitteln (NEM). Kaum einer in unseren Breiten, der nicht schon mal so ein Röhrchen mit vielversprechendem Inhalt gekauft hat. Die Hersteller wollen uns weismachen, dass die Natur nicht mehr alle wichtigen Stoffe zu bieten habe, die der menschliche Körper benötige. Ob der tägliche Stress, die Schwangerschaft, die Wachstumsphase oder das Alter – für jedermann ist es geradezu unumgänglich, eine Substanz zu schlucken, die den Erhalt der Gesundheit garantieren soll.

Das Produkt XYZ super z. B. wirbt mit zwei verschiedenen Flyern (Abbildung 56). Auf dem einen ist eine gesund aussehende Frau mit einem großen Korb voller knackiger Obst- und Gemüsesorten abgebildet. Der zweite Flyer zeigt eine Einkaufsliste dieser Frischwaren mit dem Hinweis, die Mühe und Zeit, dies alles einzukaufen, könne man sich sparen, da das bereits die Firma XYZ für uns erledigt habe. Man brauche nun nur noch täglich 10–20 ml XYZ super in 120 ml Trinkwasser zu schlucken, und schon sei man auf der sicheren Seite allumfassender Gesundheit. Wer, bitte, glaubt denn an so etwas?

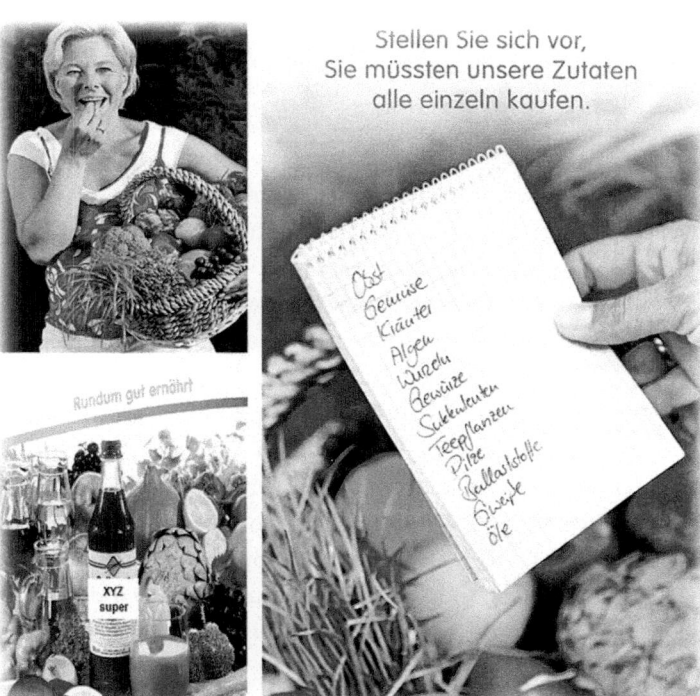

Abbildung 56: Zufuhr gesunder Substanzen durch Industrieprodukte?

Unfassbar: Es ist mehr als die Hälfte unserer Bevölkerung, und nicht nur die schlichten Gemüter, im Gegenteil: Menschen mit abgeschlossenem Hochschulstudium, mit ansonsten kritischem Verstand und der eisernen Überzeugung, nicht auf Werbeslogans hereinzufallen. Selbst Erklärungsversuche, dass doch der Apfel in seiner ursprünglichen, natürlichen Form (wie die Natur ihn „herstellt") weit mehr an wichtigen Inhaltsstoffen enthalte als so eine gottverdammte Pille bzw. Saft, scheitern oft und führen lediglich zu einer angespannten Gesprächsatmosphäre.

In diesem Zusammenhang soll noch die überaus geliebte Magnesium-Brausetablette erwähnt werden. Kaum ein Sportler mag sie missen, aber auch die weniger Sport-Ausübenden unter uns schätzen die schnelle Wirkung des Stoffs, z. B. bei Wadenkrämpfen. Über 50 % unserer Zeitgenossen leiden unter Magnesiummangel (65), gleichgültig, ob viel oder wenig Sport getrieben wird. War das denn vor 100 Jahren auch schon so? Ich kann meinen Großvater, seiner Zeit ein passionierter Sportler, leider nicht mehr fragen. Aber Nahrungsergänzungsmittel, wie wir sie heute kennen und zu uns nehmen, gab es damals ganz sicher nicht. Was passiert in unserem Körper, wenn wir ihm isoliert und massiv Magnesium in Tablettenform zuführen? Magnesium und Kalzium können sich bei dem Transport durch die Darmwand in das Blut gegenseitig behindern (64). Sie sind also Konkurrenten bei der Darmpassage, d. h., zu viel Magnesium kann die Kalzium-Aufnahme vermindern mit der Folge von Kalziummangelerscheinungen! Für die korrekte Stoffwechselvorgänge im Gewebe wird jedoch auch der Magnesium-„Gegenspieler" benötigt, das Kalzium. Findet sich dies wegen der o. g. Blockaden nicht in ausreichender Menge in der Blutbahn, besorgt das Blut sich den Stoff aus dem Knochen, wo große Kalziumvorräte vorhanden sind. Doch auch diese erschöpfen sich, wenn häufig Magnesium in isolierter Form zugeführt wird, und der Knochenabbau ist garantiert, genannt Osteoporose.

Fatalerweise ist der Glaube, sich mit einem NEM Gutes zu tun, verbreiteter als die Angst, damit der Gesundheit zu schaden.

Allerdings zeigten Studien in den USA (84) an einer großen Zahl von Teilnehmern, die über einen längeren Zeitraum Vitamin A (Betacarotin) in Pulverform zu sich nahmen, keineswegs, dass sich das Lungenkrebsrisiko reduziert hätte, stattdessen aber eine deutlich erhöhte Sterberate der an Lungenkrebs erkrankten Raucher. Die Untersuchung musste daraufhin abgebrochen werden. Die Ergebnisse von Linus Pauling, der in einem Selbstversuch große Mengen des wasserlöslichen Vitamins C schluckte, sind nach heutigen Erkenntnissen äußerst fraglich. Auch in diesem Falle hat der Stoff in isolierter Form nicht unbedingt nur eine positive Wirkung und kann keine Zitrone oder Paprika in ihrer Ganzheit ersetzen. Man vermutet heute, dass in einem Apfel etwa 1 000 verschiedene bioaktive Substanzen vorkommen, von denen bisher nur ein Bruchteil bekannt ist. Der Mensch maßt sich an zu behaupten, dass die heute bekannten Vitamine A bis K, die Mineralstoffe Eisen und Magnesium sowie ein paar Spurenelemente einen gesundheitlichen Nutzen darstellen und, um einen möglichen Mangel zu verhindern, vorsichtshalber in industriell hergestellter Form eingenommen werden sollten. Die Werbung weiß die Gutgläubigkeit der Menschen zu nutzen und berieselt uns tagtäglich in den Medien. Wer kauft heute noch ein Müsli ohne Vitamin-C-Zusatz, einen Saft oder eine Margarine, ohne dass denen noch eines oder mehrere wichtige Elemente beigemischt wurden? Bei so viel Vorsorge und Achtsamkeit zum Wohle der Gesundheit müssten die Arztpraxen wenig frequentiert sein. Jedoch die Zahlen sprechen dagegen: Die stetige Zunahme der gängigen Zivilisationskrankheiten ist nicht zu leugnen, die Krankenkassenbeiträge sind auf einem hohen Niveau angelangt, die Zahl der Pflegebedürftigen wächst unaufhaltsam.

Gewiss, auch die Lebenserwartung ist im letzten Jahrhundert merklich gestiegen. Eine Statistik sagt jedoch nichts darüber aus, in welchem gesundheitlichen Zustand der Mensch sein Leben beendet hat, wie lange er womöglich schon invalide war, in welchem Alter er von Rheuma, Diabetes Typ 2 oder Bluthochdruck heimgesucht wurde. Medikamente einzusetzen, kann durchaus lebensverlängernd sein. Aber verbessert er auch in jedem Falle die Lebensqualität? Möchten wir wirklich zehn Jahre im dementen Zustand in einem Pflegeheim dahinvegetieren? Niemand wünscht sich das, und dennoch ist die Bereitschaft, frühzeitig und eigenverantwortlich etwas für die eigene Unversehrtheit zu tun, äußerst gering. Der Aufwand, den es bedeutet, eine Mahlzeit von Grund auf aus frischen Zutaten herzustellen, wird mehr und mehr gescheut. Das Angebot an Fertigprodukten, die der Hausfrau/dem Hausmann viel Arbeit erspart, ist immens. Der „Eismann" liefert sogar noch frei Haus. Das Versprechen, dass der Körper mit dieser Nahrung rundum bestens versorgt sei, kann man auf jeder Packung nachlesen. Wie weit haben wir uns in einem vergleichsweise kurzen Zeitraum menschlichen Daseins vom Natürlichen entfernt! Und – wir sehen das sogar als Fortschritt! Hat uns die Werbung so blind gemacht, dass eine Pellkartoffel, eine Mohrrübe, ein Butterbrot nicht mehr attraktiv genug sind, um unseren verwöhnten Gaumen befriedigen zu können? Das perverse Überangebot in den Supermärkten spricht Bände (13). Die Hersteller lassen sich ständig etwas Neues einfallen, was der neugierige Kunde schnell probieren möchte. Oft lädt er seinen Einkaufswagen so voll, dass er die Produkte vor Ablauf des Haltbarkeitsdatums gar nicht konsumieren kann. Wie viel landet im Müll? Die Deutschen sind Meister im Wegwerfen (80 kg pro Person im Jahr, davon 6–7 kg Brot pro Nase! (40) Aber in unseren europäischen Nachbarländern sieht es kaum anders aus. Die Zahlen geben zu denken und sollten uns alle aufrütteln, unser Konsumverhalten umfassend zu ändern.

3.5 Hormonelle Wirkungen von Lebensmittel-Zusatzstoffen

Was hat es auf sich mit den Zusatzstoffen in der Nahrung, die als „endokrine Disruptoren" wirksam werden? Beeinflussen sie tatsächlich die Stoffwechselvorgänge in unserem Körper?

Zu unserem endokrinen System rechnen alle Hormon produzierenden Drüsen, also Epiphyse, Hypophyse, Schilddrüse, Thymus, Nebennieren, Ovarien und Hoden. Diese Hormone arbeiten eng zusammen mit unserem Nerven- und Fortpflanzungssystem, mit Nieren, Leber, Darm und Fettzellen. Sie unterstützen damit unseren Körper bei seiner Unterhaltung und Kontrolle, was

* Körperenergie-Zustände
* Fortpflanzung
* Wachstum und Entwicklung
* innere Ausgeglichenheit der inneren Systeme (Homöostase)
* Antworten auf Umwelt-Einflüsse, Stress und Verletzungen betrifft.

Die Bezeichnung „endokrine Disruptoren" beschreibt alle diejenigen körperfremden Substanzen, die mit unseren natürlichen Hormonen konkurrieren um die Synthese von im Stoffwechsel benötigten Stoffen, die Ausscheidung von Abbauprodukten im Körper, den Transport von Substanzen, die Bindung an Rezeptoren an den Oberflächen der Körperzellen, den Abbau überflüssiger oder schädlicher Verbindungen. Sie können auch, als Fehlstoffe, Veränderungen am Genmaterial bewirken, indem sie Gene für notwendige, gesunde Prozesse abschalten oder die Herstellung fehlsteuernder Substanzen auslösen.

Endokrine Disruptoren verbergen sich in vielen Lebensmitteln (71). Vor allem stammen sie aus Industriechemikalien, aber auch pflanzlichen Naturstoffen, hormonell wirksamen Arzneimitteln sowie natürlichen und synthetischen Hormonen.

Auslöser für die Forschungen auf dem Gebiet der endokrinen Disruptoren waren erschreckende Beobachtungen in den USA zur Häufung von Krebs bei dem weiblichen Nachwuchs von Müttern, die während der Schwangerschaft das Abortverhütungsmittel Diethylstilbestrol (DES) eingenommen hatten (71). Dieses synthetische Östrogen war nach dem Zweiten Weltkrieg bis in die 1970er-Jahre zunehmend in den USA prophylaktisch angewendet worden. Es zeigte sich bei den daraufhin ausgelösten gezielten Untersuchungen, dass sich Spuren dieses endokrinen Disruptors während der empfindlichen Phase der Schwangerschaft bereits in die Schaltstellen des Ungeborenen einbauten. Die Folge war, dass diese Mädchen ab der Pubertät eine deutlich erhöhte Rate an Vaginalkarzinomen aufwiesen.

Seitdem wächst die Zahl der Forschungsarbeiten, die auf eine Zunahme von Fortpflanzungs- und Entwicklungsstörungen bei Menschen in den Wohlstandsländern hindeuten (71). Seit 30 Jahren steigt die Erkrankungsrate bei denjenigen Krebsarten an, die hormonabhängig sind. Ein Hinweis also, dass sich hier die hormonellen Einflüsse verändert haben. Das Risiko für Männer, während ihres Lebens an Hoden- oder Prostatakrebs, sowie für Frauen, an Brustkrebs zu erkranken, ist heutzutage um mindestens 50 % höher als vor 30 Jahren!

Neueste wissenschaftliche Untersuchungen beschreiben, dass diese Stoffe auch die Entwicklung unseres Körpergewichts beeinflussen (55). Bisphenol A z. B., ein chemischer Stoff, der sich in Weichmachern von Plastik befindet, ist in den Verdacht geraten, hormonelle Vorgänge, die für ein Sättigungsgefühl verantwortlich sind, zu beeinflussen. Dem Plastik in seiner vielfältigen Form kann heute kaum ein Konsument entkommen. Welches Nahrungsmittel ist nicht mit diesem erst wenige Jahrzehnte gebräuchlichen Material umhüllt?

Es wird ja verwendet für die Herstellung von Epoxidharz ($\approx$ 27 %) und Polycarbonat ($\approx$ 63 %). Diese Substanzen werden benötigt für die Anfertigung von

- Zahnfüllungen
- Plastik-Babyflaschen
- Lebensmittelbehälter
- Getränkeflaschen, CDs etc.
- Innenbeschichtungen (Lebensmittel- und Getränke-Dosen)

Aber auch in unsere Nahrung gelangt dieser Stoff. Untersuchungen ergaben in Lebensmitteln folgende Verunreinigung, die Mengen sind in Nanogramm Bisphenol A pro Gramm Lebensmittel angegeben (71):

- Schinken (422 ng/g)
- Soßen (842 ng/g)
- Fische (102,7 ng/g)
- Gemüse (95,3 ng/g)
- Softdrinks (32–4 500 ng/Liter)

Schon kleinste Mengen dieser endokrinen Disruptoren können den Organismus in seinen natürlichen Funktionen beeinträchtigen. Es gibt, so die Wissenschaft, keine Grenzwerte (25), schon geringste Mengen davon haben diese Wirkungen. Doch damit nicht genug. Nicht nur im Plastik finden sich unerwünschte Stoffe – die Chemiebranche hat eine Vielzahl an Produkten erfunden, die unserer Nahrung ganz legal zugesetzt werden dürfen.

Also finden sich immer mehr Hormone im Essen (24)? Zum heutigen Zeitpunkt werden weltweit um die 1 000 (!) Chemikalien in der Nahrungsmittelproduktion eingesetzt, wovon lt. Greenpeace allerdings bislang nur 400 im Labor nachweisbar sind. Der Gesetzgeber legt zwar für jeden einzelnen Zusatzstoff einen Grenzwert fest, aber nicht für die Anzahl der chemischen Mittel. Außerdem ist der Hersteller nicht verpflichtet, alle künstlichen Ingredienzien anzugeben, sodass der Konsument davon ausgehen muss, bei konventionell erzeugten Produkten einige unnatürliche Substanzen mit dem Essen aufzunehmen. Ein echtes Ärgernis, ist man doch in dem guten Glauben, dass heutzutage alles bestens überprüft und kontrolliert werde, bevor es auf unseren Tellern lande! Die Frage, was das Fleisch so schön rötlich, die Brötchen so knackig und die Äpfel so wurmfrei mache, stellen sich nur wenige unserer Mitmenschen.

Sehen wir uns doch einmal die am höchsten belasteten Lebensmittel in der EU an. Das sind Kopfsalat, Tomaten, Gurken, Lauch und Äpfel, alles Produkte aus konventioneller Landwirtschaft (41). Bis zu 20 der verschiedenen nachweisbaren Pestizide können in einem einzigen Lebensmittel enthalten sein. Und mindestens dreißig der verwendeten Pestizide sind auch als endokrine Disruptoren wirksam, können also zu hormonellen Fehlsteuerungen führen. Die gesundheitlichen Schäden, die durch diese Pestizide, Fungizide, Insektizide, Geschmacksverstärker, Weichmacher und vieles mehr entstehen können, stellen sich meist erst nach vielen Jahren ein. Man schmeckt sie nicht, man riecht sie nicht, und man sieht sie auch nicht. Aber je länger sie im Gebrauch sind, kommt man ihnen auf die Spur (71) und macht sie endlich mitverantwortlich auch für den ungebremsten Anstieg der Zahl der Übergewichtigen und Fettsüchtigen.

Doch statt selbstverantwortlich diese veränderten, um nicht zu sagen vergifteten Nahrungsmittel zu meiden, möchte, wenn überhaupt, der Bürger Konsequenzen seitens der Politiker wissen. 95 % unserer Bevölkerung beruhigen sich mit dem Gefühl, dass der gesundheitliche Schaden so schlimm ja gar nicht sein könne, sonst hätte man diese Probleme ja längst gesetzlich geregelt. Angesichts dieser unglaublichen Tatsache wollen und müssen wir jeden Einzelnen mit allem Nachdruck aufrütteln. Eine Menschheit, die zunehmend und nachhaltig ihre Umwelt zerstört, Tieren und Pflanzen die Lebensgrundlage nimmt, macht sich selbst und auch an dieser Entwicklung Unbeteiligte kaputt. Sie legt unser aller Schicksal in die Hände einiger weniger Großkonzerne, die skrupellos Saatgut manipulieren, um Produkte in Unmassen herzustellen, die wir Übersättigten gar nicht mehr verkraften können. Gleichzeitig wächst die Zahl der Unterernährten und Hungernden, die mit Brosamen aus der Entwicklungshilfe abgespeist werden (48). Ein grausames Spiel, dem nur wir, jeder Einzelne von uns, Einhalt gebieten können. Mit unserem Konsumverhalten ließe sich etwas zum Wohle aller Menschen verändern – und dies nicht zuletzt zu unserem eigenen persönlichen Nutzen, der darin auch und insbesondere besteht, ein Normalgewicht zu erhalten bzw. zu erreichen.

3.6 Food crash – ein abwendbarer Albtraum?

Lassen Sie uns zum Abschluss einmal über den eigenen Tellerrand hinausblicken und mit Felix zu Löwenstein die globale Ernährungssituation betrachten (48). Im Rahmen unseres Buches kann dieses Thema hier nur kurz angerissen werden. Es erscheint uns aber zu wichtig, um nicht wenigstens ein paar Worte darüber zu verlieren. Wir möchten Interessierten unbedingt die komplette Lektüre des Buches von Löwenstein empfehlen, dessen provokanter Untertitel „Wir werden uns ökologisch ernähren oder gar nicht mehr" uns Wohlstandsbürger aufrütteln sollte.

Verfechter der Agrarindustrie glauben, die Welternährungskrise in den Griff zu bekommen, indem zunehmend chemische Düngemittel, Pestizide und Gentechnik eingesetzt werden. Löwenstein warnt eindringlich vor den gravierenden Folgen, die dieses Modell für uns a l l e hat. Er sagt: „Eine solche Landwirtschaft verhindert den Hunger nicht – sie provoziert ihn!" Durch sie wird der Klimawandel beschleunigt und damit auch die Artenvielfalt der Pflanzen und Tiere reduziert. Eindrücklich beschreibt er seinen Sinneswandel von der er Bearbeitung seiner Äcker mit Chemikalien zur Umstellung auf ökologischen Landbau. Sein Hofgut in Habitzheim in Südhessen, seit 500 Jahren im Familienbesitz, bewirtschaftet er seit 1991 mit gutem Erfolg biologisch, das heißt: ohne Einsatz von Chemikalien.

Neben den fatalen Folgen, die die konventionelle Landwirtschaft für die Vielfalt von Pflanzen und Tieren hat, hebt Löwenstein den brisanten Einfluss auf die Gesundheit der Menschen hervor: „Was die Anwender betrifft, so gibt es schon seit Längerem Hinweise auf eine höhere Gefährdung für Landwirte, an Parkinson zu erkranken." Der Autor fährt fort: „Um die Auswirkungen einer Pestizid-Exposition bei Konsumenten [Anmerkung der Verfasser: also zum Beispiel bei uns Weintrinkern] festzustellen, müsste man große Probandengruppen mit pestizidbelasteten Lebensmitteln und andere mit unbelasteten Bioprodukten versorgen [...] aus praktischen Gründen ist so etwas undurchführbar." Einen Zusammenhang sieht er in dem deutlich höheren Auftreten von Zivilisationskrankheiten in „entwickelten Industrieländern mit ‚westlichem' Lebensstil".

Zweiflern sei gesagt, dass an dieser Realität kein Weg vorbeiführt, was sowohl die amtliche Lebensmittelüberwachung wie auch die Verbraucherschutzorganisationen gleichermaßen bei der Überprüfung von konventionell und ökologisch erzeugten Produkten feststellen: Der Gehalt an Pestizid-Rückständen liegt bei konventioneller Ware prozentual d e u t l i c h h ö h e r als bei Bioprodukten! Dass Letztere überhaupt hin und wieder Spuren von Pestiziden enthalten, lässt die Gegner triumphieren und schlussfolgern, dass es unsinnig sei, mehr Geld für Lebensmittel aus ökologischem Anbau auszugeben. Prozentual sind Käufer konventioneller Ware hierzulande noch immer in erdrückender Überzahl. Etwa 95 % unserer Bevölkerung ernähren sich mit diesen rückstandsbelasteten Nahrungsmitteln, weniger als 5 % greifen regelmäßig zu Bioprodukten – und das trotz des angeblichen Bio-Booms. Bei Fleisch ist das Verhältnis noch krasser: Geflügel beispielsweise stammt zu 97 % aus industrieller Massentier-Haltung. „Bei Bio ist doch alles Lug und Trug", hören wir aus Mündern aller Bevölkerungsschichten. Selbst Gutsituierte mit hohem IQ ziehen es vor, ihren Einkaufswagen mit Pestizidrückständen zu beladen, statt die zumindest mit hoher Wahrscheinlichkeit geringer belasteten Bioprodukte einzukaufen. Tiere bevorzugen übrigens mit sicherem Instinkt Mohrrüben aus ökologischem Anbau, wie neulich im Rahmen einer Fernsehsendung an Kaninchen demonstriert wurde.

Auch der Fisch verdient es, in diesem Zusammenhang erwähnt zu werden. Umweltschutzorganisationen wie Greenpeace warnen schon viele Jahre davor, die Meere skrupellos leer zu fischen. 26 Millionen Tonnen Fisch werden pro Jahr illegal gefangen, teils mit verbotenen Fangmethoden, teils ohne Lizenz. Das Einzige, was noch eine Steigerung bringt, sind konventionelle Aquakulturen an Land, in denen die Fische vollgestopft werden mit Medikamenten, eben auch wieder mit Antibiotika und Futter aus Fisch-Beifang. Die Becken verjauchen im Laufe der Jahre, werden aufgegeben, und der Inhalt vergiftet anschließend unser Grundwasser.

Die Umweltorganisation empfiehlt, beim Einkauf auf bestimmte Labels zu achten, die dafür garantieren, dass die Fischart nicht vom Aussterben bedroht ist (z. B. MSC oder Naturland). Fische, die in herkömmlichen Aquakulturen gezüchtet werden – was heute zunehmend der Fall ist –, sind keine gute Alternative zu bedrohten Meerestieren, da bis zu 5 kg (!) Fisch gefangen und verfüttert werden müssen, um 1 kg auf unseren Tellern zu servieren, „weshalb eine Entlastung der Meere nun gerade nicht gegeben ist". Löwenstein gibt weiter zu bedenken, dass bei dieser Form der Zucht, die ohne den Einsatz von Medikamenten und Antibiotika nicht möglich ist, sowohl die Umweltbelastung als auch eine gesundheitliche Gefährdung des Konsumenten erheblich sind. „Eine ökologische Aquakultur [ist] die einzig langfristig gangbare Alternative." Sie sichert sowohl den Fischern ein angemessenes Einkommen als auch den Tieren eine natürlichere Lebensform mit vorwiegend pflanzlichem Futter, den Menschen das Fischfilet ohne die gesundheitlich belastenden Rückstände sowie die Reinhaltung des Wassers.

Die meisten Menschen unter uns wähnen sich ob all dieser unsere Welt bedrohenden Umstände ohnmächtig, falls sie sich überhaupt für unsere Lebensbedingungen und Fragen der Gesundheit interessieren. Ohnmacht lähmt und erstickt damit jeden Impuls zur Veränderung. Außerdem ist Geiz geil, aber – wenn Lebensmittel billig und in großen Mengen erzeugt werden, so geht das nur auf Kosten der Natur. Denn billige Lebensmittel kommen uns langfristig teuer zu stehen.

Schon jetzt zeigt sich, was für Folgen es hat, die Regenwälder brutal abzuholzen, um Futtermittel für Masttiere anzubauen. Indem wir unsere Böden durch Monokulturen wie z. B. Mais auslaugen, Pestizide auf die Pflanzen anwenden, vernichten wir nützliche Insekten wie z. B. Bienen, auf deren Hilfe wir aber für die Entwicklung der Früchte angewiesen sind.

Doch wer mag sich schon gern beim Kauf eines Schweinesteaks vorstellen, wie es entstanden ist? Die meisten von uns kennen zwar aus den Medien Bilder von Großmästereien und empfinden Abscheu beim Anblick der gezeigten Zustände, ziehen aber selten für sich und ihr Kaufverhalten Konsequenzen daraus.

Felix zu Löwensteins Buch klärt uns umfassend und eindrücklich darüber auf, welche Produktionsweisen zu welchen Folgen für die Umwelt führen, „für die Menschen in anderen Kontinenten, für die Zukunft der Menschheit". Wenn wir uns bewusst machen, was wir anrichten, wem wir – außer uns selbst – mit unserem Konsumverhalten Schaden zufügen, dann müssen wir Verantwortung übernehmen und mit unserem Einkauf die Produktion von Nahrungsmitteln beeinflussen.

In seinem Fazit überschreibt Löwenstein ein Kapitel mit den Worten:
„Wer sich ändern muss? S i e   u n d   i c h !"

Er fordert von uns Engagement und konsequentes Verhalten, worunter er versteht, dass wir miteinander argumentieren und diskutieren sollten, um möglichst überzeugend die Bedeutung und die Vorzüge einer ökologischen Lebensweise für uns, unsere Kinder und Enkel aufzuzeigen.

„Kaufen Sie Biolebensmittel"

Allen Zweiflern zum Trotz sei gesagt, dass es für uns keine Alternative zu Biolebensmitteln geben kann, wenn wir verantwortungsvoll mit der globalen Ernährungssituation und unserer Gesundheit umgehen wollen. Er räumt zwar ein: „Ohne Zweifel gibt es Verbesserungsmöglichkeiten bei den Biolandbau-Richtlinien und deren Umsetzung." Das sollte jedoch für den Verbraucher kein Argument gegen ökologisch erzeugte Lebensmittel sein, sondern eher eine Aufforderung für den Erzeuger, „bei den Anstrengungen zur Verbesserung des Systems nicht nachzulassen". In diesem Zusammenhang macht Löwenstein auf ein Phänomen aufmerksam, das auch uns in unserem Praxisalltag häufig begegnet: der Glaube an die Güte der Ware vom Bauern oder Metzger im Dorf. Der Einkauf „beim Bauern" oder „beim Türken" gewährleistet jedoch keineswegs unbelastetes Obst und Gemüse. „Wenn er nicht zufällig Bioprodukte verkauft, dann werden seine Tomaten und sein Salat ganz genauso gespritzt und gedüngt sein wie die in Plastik verpackte Ware des Discounters."

„Kaufen Sie regional und saisonal"

Ein weiterer Punkt, dem wir mit Löwenstein Beachtung schenken wollen, ist die Entscheidung für regionale und saisonale Lebensmittel. Dass wir ganzjährig Tomaten kaufen können, haben wir den riesigen Feldern mit Gewächshäusern wie beispielsweise in Andalusien zu verdanken. Abgesehen davon, dass sie geschmacklich nicht viel zu bieten haben (auch nicht in Bioqualität), erfordern sie einen großen Energieaufwand sowohl bei der Erzeugung als auch beim Transport. Selbst in den Wintermonaten bietet zumindest das Gemüseregal genug Auswahl regionaler und saisonaler Produkte. Beim Obst gibt es allerdings in dieser Jahreszeit in unserer Region lediglich Äpfel, dafür finden wir unter der Beachtung des saisonalen Aspekts ein reichliches Angebot aus dem Ausland.

„Bitte esst weniger Fleisch"

Diese Aufforderung richtet sich an uns Europäer und ganz besonders an die US-Amerikaner, „weil der hohe Fleischkonsum mit allen seinen Folgen das zentrale Problem für die Klimawirkung der Landwirtschaft darstellt und eben auch für die Frage der globalen Ernährungssicherung".

Löwenstein will nicht die Menschheit zu Vegetariern erziehen, plädiert aber auch an dieser Stelle für die ökologische Variante: „Halb so viel Bio-Fleisch zum doppelten Preis kostet genauso viel wie doppelt so viel zum halben Preis [Fleisch aus konventioneller Massentierhaltung, Anm. d. Verf.]. Und es schmeckt besser, wenn ich weiß, dass das Tier gut gelebt hat, dann steigert das auch meinen Genuss."

Auch für Milchprodukte und Eier sollten wir uns die Bedingungen vor Augen halten, unter denen die Tiere leben, die uns mit ihren Erzeugnissen versorgen. Wie lange gelingt es uns noch, das Leid dieser Lebewesen auszublenden, wo unser Volk doch eigentlich als besonders tierlieb gilt? Was haben Hund oder Katze dem Lamm, Kalb oder auch Ferkel voraus, dass die einen liebevoll behandelt werden, die anderen in zum Teil unüberschaubar riesigen Ställen dahinvegetieren, um nach einer kurzen Lebensphase zur Schlachtbank getrieben zu werden?

„Kaufen Sie nachhaltigen Fisch"

Auch beim Fischfang fordert uns Löwenstein auf, nicht wahllos zuzugreifen, sondern darauf zu achten, mit unserer Wahl nicht die Ausbeutung unserer Meere durch Überfischung zu fördern. „Heute stehen Zertifizierungssysteme zur Verfügung, die erkennbar machen, ob ein Fisch mit nachhaltigen Techniken und unter Berücksichtigung der Reproduktionsrate der Bestände gefangen ist oder ob er in einer umweltverträglichen Form der Aquakultur erzeugt wurde."

Am Schluss seines Buches appelliert Löwenstein noch einmal mit Nachdruck an unser Gewissen und unsere Verantwortung:

„Wie wir uns ernähren, wie wir unseren Lebensstil gestalten und für welche Art von Landwirtschaft (ökologisch oder konventionell) wir eintreten, [...] ist d i e zentrale Zukunftsfrage der Menschheit. Sie spitzt sich zu, und sie ist an uns heute gestellt. [...] Was aber sollen wir unseren Kindern sagen, wenn sie uns fragen, wieso wir es so weit haben kommen lassen mit der Vernichtung ihrer Lebensgrundlagen und Zukunftschancen?"

Teil 4

Beispiele aus unserer Praxisarbeit

Da nicht nur die Zahl der häufig tödlichen Herz-Kreislauf-, aber auch einiger Krebserkrankungen immer noch wächst, sondern auch Leiden wie Rheuma, Parkinsonkrankheit und Demenz, Allergien und Diabetes Typ 2 hierzulande in erschreckendem Maße zunehmen, müsste es doch uns alle so aufrütteln, dass die Vorsorge unser „liebstes Kind" würde.

Was haben denn all diese zivilisatorischen Wohlstandskrankheiten gemeinsam? Bircher-Benner drückte es seinerzeit etwa mit den Worten aus: Es gibt nur eine Krankheit, und das ist ein geschwächtes Immunsystem. Der menschliche Körper verfügt über ein phänomenales Abwehrsystem, das uns in dem Glauben lässt, wir müssten ihm längst nicht so viel Aufmerksamkeit schenken wie unserem Auto. Denn hier gibt es keine Zweifel beim Tanken unseres Autos. Jedermann weiß doch ganz genau, ob es mit Benzin oder Diesel gefüttert werden muss, kaum einer aber fragt sich, ob das, was er sich täglich einverleibt, seinem Organismus zuträglich ist. Da sich unmittelbar nach dem Essen meist keine Beschwerden einstellen, glaubt man, dass alles bekömmlich sei und keine gesundheitlichen Nachteile mit sich bringe. Ob und wie sich die Nahrung langfristig auf unsere Körperfunktionen auswirkt, scheint alles spekulativ.

Die Meinungen der „Experten" gehen meist weit auseinander und wechseln so schnell, dass wir nicht mehr folgen können. In der Konsequenz resignieren die meisten unter uns, das Interesse an dem höchsten Gut, unserer Gesundheit, lässt nach. Beinahe amüsiert verfolgen wir eine Fernsehsendung mit dem renommierten Koch T. M. und einem Heidelberger Ernährungswissenschaftler, Prof. N., in der der Beweis angetreten werden soll, dass wir keinen gesundheitlichen Schaden davontragen, egal, was wir essen.

Einige wenige Versuchspersonen aßen drei Wochen lang jeweils drei unterschiedliche Tellergerichte, von deftiger Hausmannskost bis zum modernen mediterranen Gericht. Und siehe da: Im Blutbild zeigten sich bei allen Probanden keine Veränderungen! So leicht lassen sich Beweise liefern, die bei den Zuschauern zu der Erkenntnis führen: Egal, was du isst, es spielt keine Rolle für deine Gesundheit! Ach, wie beruhigend, eine Sorge weniger und der Freibrief für uneingeschränkten Konsum nach dem Lustprinzip gemäß dem Motto: „Was uns schmeckt, tut Körper und Seele gut!" Obst und Gemüse – fünf Portionen, wie es die Deutsche Gesellschaft für Ernährung (DGE) empfiehlt, stehen ja auch immer mit auf dem Speiseplan.

„Aber meinen Fisch dürfen Sie mir nicht nehmen!", bat uns in unserer Praxis ein schwer kranker adipöser Diabetiker. Für ein paar Wochen auf Fleisch und Fisch zu verzichten, um damit den stark erhöhten Blutdruck zu senken, den Diabetes zu bekämpfen und die rheumatischen Beschwerden zu lindern, war für ihn unvorstellbar. Mit Medikamenten schienen alle Probleme im Griff, wie sollte er den „Thesen" von Nichtmedizinern Glauben schenken? Immerhin war er auf Anraten eines Freundes in unsere Praxis gekommen, wohl in der Hoffnung, wir würden ihm einen speziellen Trunk empfehlen, den er regelmäßig einnehmen müsse, eine Art Zaubertrunk ohne Nebenwirkungen. Wohlgemerkt, es soll an dieser Stelle nicht über alle Medikamente gewettert werden. Aber: Was zu viel ist, ist zu viel!

Hierzu ein weiteres Beispiel aus unserer Praxis: Ein über 90 Jahre alter rüstiger ehemaliger Förster sorgte sich um den Zustand seiner um ein paar Jahre jüngeren Ehefrau. Sie habe ständig Schmerzen im Bauchraum, sei deswegen gerade wieder mehrere Tage im Krankenhaus gewesen, doch man habe die Ursache ihrer Beschwerden nicht herausgefunden. Ein ermüdetes Verdauungssystem – altersbedingt – mit Neigung zu Verstopfung und Blähungen lautete die Diagnose. Der Entlassungsbericht des

Krankenhauses enthielt auch eine Liste der Medikamente, die sie weiterhin einnehmen sollte: 13 an der Zahl, davon mehrere Blutdrucksenker und verschiedene Antidepressiva. Bei ihrem ersten Besuch in Begleitung ihres Mannes war die Patientin nicht in der Lage, allein zu laufen, war kaum ansprechbar, saß apathisch und mit leerem Gesichtsausdruck vor uns. Per Telefon wollten wir von ihrem Hausarzt wissen, wozu sie diese vielen Medikamente brauche, die sich teilweise laut „Roter Liste" in ihrer Wirkung nicht miteinander vertrugen. Der Allgemeinmediziner reagierte auf unsere Nachfrage gereizt. Seiner Meinung nach wäre die Frau ohne diese Medikation längst nicht mehr am Leben, und er beendete damit unser Gespräch. Dem Ehemann teilten wir das Ergebnis unseres Telefonats mit, d. h. die ärztliche Empfehlung, alle Tabletten weiterhin einzunehmen. Wir schlugen ihm aber vor, den Versuch zu wagen, einige der Arzneien abzusetzen, zumindest die Mehrfach-Verordnungen, ausgenommen das Mittel gegen Diabetes Typ 2. Als das Paar eine Woche später zu uns kam, wirkte die Patientin schon viel aufgeweckter. Der Förster berichtete stolz, er habe ihr nur noch das Diabetes-Medikament verabreicht, und ihr sei es von Tag zu Tag besser gegangen. Noch zweimal hatten wir das Vergnügen, diese überaus positive Entwicklung der Patientin im Rahmen unserer Beratungsarbeit mitzuerleben. Dann erhielten wir in einem ganz kurzen anonymen Schreiben die Nachricht vom Tode des alten Herrn und damit leider auch vom Ende unserer Betreuung seiner Frau.

Ein weiterer Fall, der uns in unserem Schaffen bestätigte, war ein 59-jähriger Metzger, der wegen Bluthochdrucks und Übergewicht zu uns kam. In seiner Familie hatten sich in letzter Zeit die Todesfälle gehäuft, wobei die Ursache entweder Herzinfarkt oder Krebs gewesen war. Er glaubte, erblich stark belastet zu sein, und hatte große Ängste, an einem dieser Leiden zu erkranken. Er nahm schon seit einigen Jahren Blutdrucksenker und Antirefluxmittel ein, wollte sich aber damit nicht abfinden, zumal er in den Beipackzetteln über mögliche Nebenwirkungen gelesen hatte. Er schenkte uns – warum auch immer – von Anfang an vollstes Vertrauen und bat uns, ihm strikte Richtlinien zu geben, um so schnell wie möglich gesund zu werden. Er zeigte viel Interesse für unsere theoretischen Ausführungen und war offen für praktische Tipps: ein Musterschüler, sozusagen. Er stellte seine Ernährung um, die für ihn als Metzger sehr fleischlastig war, und aß von Stund an für ihn ungewohnte Mengen an Gemüse. Ohne Unterstützung seiner Ehefrau und unter Hohnlachen seiner Kollegen führte er über mehrere Wochen ein konsequentes Tiereiweiß-Fasten durch. Der einzige Kompromiss, den er machen musste, war das Abschmecken der Wurstmasse, die er täglich selbst bereiten musste. Der Erfolg stellte sich schon nach kurzer Zeit ein: Der Blutdruck sank ebenso wie sein Gewicht, Gelenkbeschwerden ließen nach, und vor allem die quälenden Ängste vor einem frühzeitigen Tod nahmen ab. Nach drei Monaten hatte sich sein Allgemeinbefinden so sehr gebessert, dass er vorsichtig die Frage stellte, wann er denn mal wieder ein Stück Fleisch essen dürfe. In unseren Augen sprach zu diesem Zeitpunkt, als sein Blutdruck ohne Medikamente im Normbereich war, nichts dagegen, eine moderate Menge an tierischen Eiweißen in seinen Speiseplan aufzunehmen.

Die Zahl der Menschen mit Darmproblemen spielt in letzter Zeit eine erhebliche Rolle in unserer Praxisarbeit. Die zumeist Rat suchenden Frauen klagen über Unverträglichkeiten, die mit Schmerzen im Bauchraum einhergehen. Vom Arzt haben sie häufig die Empfehlung bekommen, Rohes und alle „schwer verdaulichen" Gemüsearten wie Kohl, Zwiebeln und Hülsenfrüchte zu meiden. Vor allem Vollkornprodukte dürften keinesfalls konsumiert werden. Die Patientin E. B. kam mit der Diagnose Divertikulitis und hatte sich über Jahre daran gehalten, was der Hausarzt ihr beim ersten Besuch dort gesagt hatte. Seitdem aß sie nur noch Brot und andere Mehlerzeugnisse Type 405. Bei Vollkornprodukten bestünde nämlich die Gefahr, dass sich die Körner in die Darmzotten setzten und dort die Entzündungen verursachten. Frau B. hielt sich an die Vorgaben, doch ihre Beschwerden ließen nicht nach, im Gegenteil: Eine Operation sei wohl nicht mehr zu vermeiden. Sie zeigte Mut, als sie unsere

Empfehlung annahm, keinerlei Auszugsmehlprodukte, sondern viel rohes Gemüse und Obst zu essen. Nach vier Wochen strahlte sie: Sie habe keine Schmerzen mehr, und ihr Stuhlgang sei völlig normal. Die befürchtete Operation, bei der ein Stück Darm hätte entfernt werden sollen, konnte sie nun vergessen.

Mit einer eindrucksvollen Krankengeschichte kann auch Frau S. aufwarten. Wir lernten sie in einer ambulanten orthopädischen Reha-Einrichtung kennen, die sie besuchte, um nach acht Wirbelsäulen-OPs innerhalb von dreieinhalb Monaten wieder richtig auf die Beine zu kommen. Antibiotika, die sie in diesem Zusammenhang über einige Wochen einnahm, hatten sich sehr ungünstig auf ihre Darmflora ausgewirkt. Speisen, die ihr früher gut bekommen waren, verursachten auf einmal heftige Schmerzen. Auch plötzliche Durchfälle waren keine Seltenheit. Frau S. bekam von einem anderen Mediziner als dem in der Vorgeschichte genau denselben Rat: „Essen Sie nichts Rohes und kein Vollkorn!" Entgegen ihren früheren Essgewohnheiten befolgte sie schweren Herzens diese Empfehlungen, was jedoch keine Besserung ihres gesundheitlichen Zustands brachte. Im Gegenteil: Sie fühlte sich von Tag zu Tag kraftloser, was die einst sehr aktive Frau rätselhaft fand. Wir ermutigten sie, wieder Vollkorn und viel rohes Gemüse zu essen, und schon eine Woche später hatte sie kaum noch Beschwerden. Nach zwei weiteren Wochen berichtete sie, die Rohkost bekomme ihr ausgesprochen gut, und sie könne jetzt wieder alle geliebten Speisen ohne die geringsten Beschwerden essen. Der Stuhlgang hatte sich normalisiert, und auch der Heilungsprozess ihrer Wirbelsäulen-Operationen war mit großen Schritten vorangegangen. Sie fühlte sich vital wie lange nicht mehr.

Ein ganz anderes Krankheitsbild bot eine Patientin mit einer ausgeprägten Schuppenflechte an Armen und Beinen. Aufgrund ihres Leidens hatte sie sich schon mehrere Jahre lang mit Themen der Gesundheit, über den Aspekt der Schulmedizin hinausgehend, beschäftigt. Als B. M. zu uns in die Praxis kam, hatte sie seit gut drei Monaten nichts mehr vom „toten Tier" gegessen, d. h. kein Fleisch, keinen Schinken oder Wurstwaren und auch keinen Fisch. Seitdem waren die Erscheinungen auf der Haut ein wenig zurückgegangen. Sie nahm unseren Vorschlag an, eine Zeit lang jegliches Tiereiweiß aus dem Speiseplan zu streichen und sich ausschließlich mit Rohkost zu ernähren. Von Woche zu Woche ging es ihr besser. Sie erzählte in der Gruppe begeistert von abwechslungsreichen Frischkostgerichten und ließ nur äußerst selten einmal bei Einladungen eine Ausnahme zu. Als unser Kurs nach einem Vierteljahr endete, hatten sich die Symptome der Schuppenflechte deutlich zurückgebildet, und B. M. sah sich ermutigt, noch eine Weile auf Gekochtes und vor allem auf tierisches Eiweiß zu verzichten, bis sie ihre Haut als vollkommen gesund ansehen könne. Gewiss, ein langer Weg – aber ein lohnender!

Als wir im Jahr 2004 die Arbeit in unserer Praxis aufnahmen, wollten wir vor allen Dingen präventiv wirken, d. h. auch jüngere Menschen ansprechen, die bis dato noch von Krankheiten verschont geblieben waren. Unsere Absicht war es, Risikofaktoren aufzuzeigen, Zusammenhänge zwischen allgemeiner Lebensweise und deren Folgen. Damals wählten wir den Begriff „ganzheitliche Gesundheit" für unsere Praxis und hofften, nicht zuletzt wegen der Anerkennung durch die gesetzlichen und Betriebskrankenkassen, auf guten Zuspruch. Nach einem vielversprechenden Start – die Tageszeitung hatte einen halbseitigen Bericht über uns verfasst – ließen die Anmeldungen für eine Beratung nach, und wir glaubten, mit einem Medienberater neuen Aufschwung zu bekommen. Der Berater war uns sympathisch, der Lernprozess für uns spannend. Von einem professionellen Designer ließen wir uns Flyer für die verschiedenen Angebote und neue Visitenkarten drucken. Wir veränderten den Namen für die Praxis und ließen eine ansprechendere Tafel für den Eingang herstellen. Das Ergebnis war, dass wir nun eine Zeit lang überhaupt keine Anmeldungen mehr bekamen. Auch die von unserem Medienberater vorgeschlagene Jubiläumsfeier, die wir mit einer kleinen Vernissage eines ortsansässigen Künstlers sowie dem Sekt- und Weinausschank eines befreundeten Bioweinbauern gestalteten, brachte keinen Erfolg.

Was war geschehen nach fünf Jahren engagierter und größtenteils auch erfolgreicher Beratungstätigkeit? Mit Familie und guten Freunden suchten wir nach Gründen. Wirkte der neue Name abschreckend? Wir hatten jetzt „Praxis für Salutogenese" auf Schild und Flyer stehen. Denn wir glaubten, mit diesem wohlklingenden Begriff die Menschen neugierig zu machen. Zur Erläuterung hatten wir vorsichtshalber den Untertitel „Heilung von Stoffwechselkrankheiten und Stress" gewählt. Doch die Fragen nach der Bedeutung von Salutogenese, das so treffend unser Konzept beschreibt, häuften sich. Vielleicht spielte auch eine allgemeine Verschlechterung der wirtschaftlichen Situation der Menschen eine Rolle für den Rückgang unserer Patientenzahlen? In unserem Eifer waren wir dennoch nicht zu bremsen, und in der festen Überzeugung, dass wir viel Leid ersparen könnten, begannen wir, im Rahmen von Vorträgen in verschiedenen Institutionen unser Wissen zum Besten zu geben. Das machte uns zunehmend Spaß, und die meist positiven Rückmeldungen bestärkten uns, diesen Kurs fortzusetzen. Allerdings besteht unser Auditorium meist aus bereits von Krankheiten Betroffenen, die Jüngeren unter den Zuhörern sind die Ausnahme.

Umso erfreulicher ist es, von einer 21-jährigen Frau berichten zu können, die zur ersten Beratungsstunde in Begleitung ihrer Mutter kam. L. D. konnte seit längerer Zeit nur noch einige wenige Nahrungsmittel zu sich nehmen, ohne unangenehme Folgen zu erleiden. Sie traute sich nicht mehr, auswärts zu essen, da sie dann regelmäßig die Erfahrung machen musste, dass es ihr anschließend schlecht ging. Sie gestand ein, bei der Auswahl der Speisen wenig Rücksicht auf Gesundes genommen zu haben, wie sie es eigentlich von der Versorgung durch ihre Mutter gewohnt war. Fast Food und mit vielen Zusatzstoffen belastete Produkte zerstörten die Voraussetzungen für einen gesunden Stoffwechsel und eine gut funktionierende Verdauung. Die Patientin besann sich auf eine Ernährungsform mit naturbelassenen Lebensmitteln. Dies brachte schnell Erfolg, und die Verbesserung ihres Gesundheitszustands machte ihr Mut, zu einem längeren Aufenthalt nach Südamerika aufzubrechen. Nach ihrer Rückkehr berichtete sie freudestrahlend, dass sie dort problemlos die von uns empfohlene Kost habe beibehalten können und jetzt völlig symptomfrei sei. Allerdings hatte sie keine Ausnahmen gelten lassen und weitgehend industriell verarbeitete Nahrungsmittel, insbesondere Fast Food, gemieden.

Im Laufe der Jahre kamen zunehmend Frauen mit Gewichtsproblemen in unsere Praxis, einige mit einem BMI über 30. Die Erfahrungen, die wir bei diesen Menschen sammelten, waren äußerst unterschiedlich. Noch am Anfang unserer Beratungsarbeit suchte uns eine junge, adipöse Frau auf, die als Physiotherapeutin arbeitete und sehr unglücklich über ihren körperlichen Zustand war. Sie wollte unbedingt sehr schnell abnehmen, was wir nicht für sinnvoll hielten, doch sie bestand darauf. Wir schlugen ihr vor, einige Tage nach Buchinger zu fasten, was ihr keine Probleme bereitete, im Gegenteil: Sie fühlte sich wohl, war überrascht, dass sie ohne Mühe ihrer Arbeit nachkommen konnte, und freute sich über die purzelnden Pfunde. Sie war bemüht, anschließend ihre Essgewohnheiten grundlegend zu ändern, d. h. keine Fertigpizzen und ähnliches mehr, keine süßen Getränke, keine Wurst, keinen Kuchen mehr zu essen wie auch all die Dickmacher, die sie jahrelang in sich hineingeschlungen hatte. Wir betreuten sie über Wochen, freuten uns mit ihr, dass ihre Gewichtskurve steil bergab ging (Abbildung 57).

Doch dann wurde der Stress in ihrem Job so groß, dass sie wieder einige Rückfälle hatte und den Ärger mit ihrem Chef nur mit Fressattacken ausgleichen konnte. Wir mussten eingestehen, dass wir es noch nicht geschafft hatten, ihr süchtiges Essverhalten dauerhaft zu besiegen.

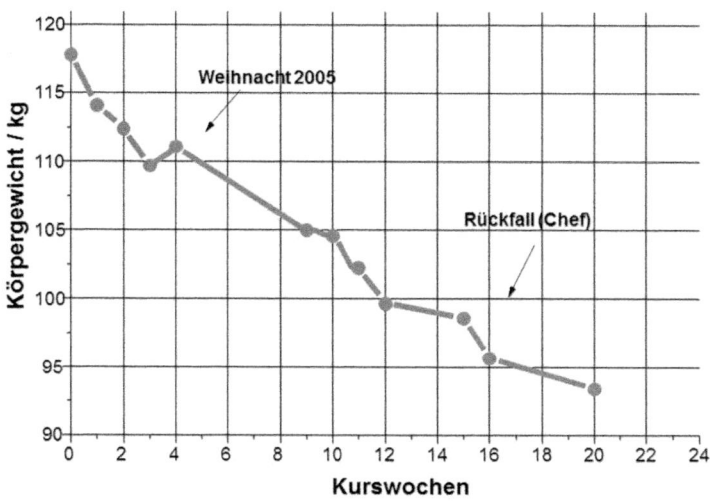

Abbildung 57: Gewichtsreduktion durch Umstellung der Ernährung

An dem Beispiel dieser jungen Frau lernten wir viel und bedachten in der Zukunft mehr die Suchtkomponente beim Essverhalten. Die Patientin verloren wir zu unserem Bedauern aus den Augen, als sie zu ihrem Glück eine neue Arbeitsstelle in Berlin fand, immerhin um 25 kg erleichtert. Sie hatte in uns das Bedürfnis geweckt, möglichst vielen übergewichtigen Frauen zu helfen – nur wenige Männer zeigten Interesse –, und so gründeten wir im Jahr 2005 den „Club Fliegengewicht", deren Teilnehmerinnen sich seitdem einmal im Monat zum persönlichen Austausch und zu Informationen über aktuelle Gesundheitsfragen in unserer Praxis treffen.

Schluss: Brieftaube auf dem Teller

„Die Gastronomie wird immer vielfältiger und unterhaltsamer [...] Kreativer Spaß muss sein, aber der Genuss darf nicht zu kurz kommen" (Zitat aus der Einleitung zu dem Artikel „Spaß auf dem Teller" in der Samstagsausgabe des „Darmstädter Echo" vom 19.10.2013). Damit steigen natürlich auch die Anforderungen an die normale Hausfrau, den männlichen Hobbykoch, wenn sie oder er die Familienmitglieder oder gar Gäste beglücken will.

„Da junge Leute Blutwurst mit Apfelkompott und Kartoffelbrei verschmähen [was wir wegen der Blutwurst durchaus nachvollziehen können], wird bei dem avantgardistischen Sternekoch Denis Martin vom Genfer See die Wurst zu Pulver gefriergetrocknet, auf kleine Portionen Kartoffelbrei gestreut und mit Kügelchen aus Apfelmus serviert. ‚Das essen sie!', freut sich der Schweizer." Und weiter geht es im Text: „Er hat auch ‚Brieftaube' im Programm: Taubenbrust kommt mit Soße und Gewürzen in den Vakuumbeutel und in einen Briefumschlag und dann zwölf Sekunden in die Mikrowelle. Der Gast öffnet den Umschlag selbst auf dem Teller."

Bei so viel Dekadenz wird's uns schlecht! Wir können nur hoffen, dass derartige Zubereitungsformen die Ausnahme bleiben. Doch was versteht nun der Mensch im deutschen Wohlstandsland unter einem „guten Esser"? Zum einen wohl, dass er gerne und viel isst, was sich meist auch in seiner Leibesfülle ausdrückt. Zum anderen bevorzugt er Speisen tierischen Ursprungs, insbesondere Fleischprodukte. Dem „guten Esser" wird unterstellt, dass er bei den Mahlzeiten Genuss verspüre, vielleicht sogar über besonders ausgeprägte Geschmacksrezeptoren verfüge. Im Alter plagen den „guten Esser" meist mindestens eine der chronischen

Zivilisations- oder besser Wohlstandskrankheiten wie Gicht, Bluthochdruck, Diabetes, Rheuma, Arthrose, Morbus Crohn (12). Obwohl der betroffene Genussmensch unter Symptomen leidet, will er unter keinen Umständen seinen Lebensstil, schon gar nicht seine Essgewohnheiten verändern.

Eine Patientin, die wegen heftiger rheumatischer Schmerzen und einem medikamentös nicht senkbaren Bluthochdruck in unsere Praxis gekommen war, empörte sich mit den Worten: „Ich will mich nicht ernähren, ich will genießen!" Ja, liebe Frau R., wer nicht? Doch wie groß muss der Leidensdruck sein, bis wir bereit sind, über Veränderungen unserer Lebensgewohnheiten nachzudenken? Wir hörten auch schon Aussagen wie: „Wenn bei mir einmal Krebs festgestellt werden sollte, werde ich alles dafür tun, ihn zu bekämpfen." Ehrlich gesagt, können wir das nicht nachvollziehen und möchten zum Schluss noch einmal versichern, dass Genuss und ein Lebensstil, der unserem Körper nicht schadet, sich nicht ausschließen. Und wir möchten noch weiter gehen: Können nicht die maßvollen und bedachtsamen Esser eher genießen als die Prasser, die jene gern als ‚Asketen' bezeichnen? Ein Asket ist ein enthaltsam lebender Mensch. Doch ist jemand enthaltsam, nur weil er keine großen Fleischportionen zu sich nimmt? Wir können und wollen den Leser nicht zum Vegetarier erziehen. Wir möchten aber mit großem Nachdruck betonen, dass der Pflanzenfreund in Köstlichkeiten schwelgen kann und sich nach der Mahlzeit gesättigt und zufrieden fühlt. Er hat sogar noch einen Vorteil dem Alles-Esser gegenüber: Die Verdauungsarbeit ist leichter (siehe Kapitel 2.2.1), und er wird nach dem Essen nicht von unbändiger Müdigkeit überfallen. Dank der bioaktiven Substanzen, die nur in Pflanzen vorkommen, ist zudem ein krankheitsvorbeugendes Element inbegriffen. Halten wir es, wie Professor Kollath rät: „Lasst unsere Nahrung so natürlich wie möglich!"

Die Perversitäten mancher von Sterneköchen empfohlenen Rezepte spiegeln den Übersättigungsgrad des Wohlstandsbürgers wider. Wer schon einmal gefastet hat, der kennt die Labsal, die anschließend ein Apfel oder eine Scheibe Vollkornbrot bietet. Schon nach ein paar Tagen Nahrungskarenz sind wir bereit, genauer hinzuschmecken und die Vielfalt eines Lebensmittels wiederzuentdecken. Und wie es das Wort „Lebensmittel" sagt, birgt der Apfel genau die „Mittel", die wir zum Leben brauchen. Nun will niemand allein vom Apfel und trockenem Brot leben. Doch wir müssen in einem Land des Überflusses lernen, echten Hunger zu verspüren, allein aus dem Grund, nicht mehr Energie bzw. Kalorien aufzunehmen, als unser Körper zur Aufrechterhaltung der Stoffwechselprozesse benötigt. Ansonsten lässt das Übergewicht nicht lange auf sich warten. Für viele beginnt dann ein Kampf gegen das Bauchfett, und mit immer absurderen Diätvorschriften gelingt es allenfalls vorübergehend, das überschüssige Fettdepot abzubauen. Manch einer tröstet sich mit dem Gedanken, dass Übergewichtige länger lebten als schlanke Menschen. Doch leider ist dem nicht so, wie es Wissenschaftler in Rattenversuchen nachgewiesen haben (32). Da die Ratten uns physiologisch sehr verwandt sind, sollten wir den Ergebnissen dieser Studien Glauben schenken. Das heißt, Kalorienrestriktion ist lebensverlängernd. Also doch Askese? Oder gibt es einen Weg zum Genuss ohne Reue, zum Schlemmen, ohne die Gefahr zu laufen, eine der chronischen Zivilisationskrankheiten zu erleiden? Es gibt ihn tatsächlich – unter der Voraussetzung, dass ein paar lebenserhaltende Regeln annähernd ausnahmslos befolgt werden. Zur Erinnerung sei noch einmal auf den Gesundheitstempel hingewiesen (Kapitel 2.2). Alle fünf Säulen sind wichtig, und wenn eine wackelt, sollten wir uns besonders um sie kümmern. Manchmal gelingt das nicht aus eigenem Antrieb, und wir brauchen professionelle Hilfe. Insbesondere auf dem Gebiet Ernährung glaubt jeder, sich bestens auszukennen. Doch solange wir nicht das Prinzip von Ursache und Wirkung erkannt haben, werden wir keinen „Verzicht" leisten, das heißt, uns nicht das Fleisch oder den Kuchen verbieten lassen.

Anhang:
Beispiele aus unserer Küchenpraxis

Da wir von unseren Ratsuchenden häufig gefragt werden: „Was essen Sie denn überhaupt?", haben wir uns entschlossen, aus dem Nähkästchen zu plaudern und ein paar Beispiele aus unserer Küchenpraxis weiterzugeben.

Wir wollen und können nicht konkurrieren mit den großformatigen, reich bebilderten Kochbüchern, die dekorativ auf den Tischen der Buchhandlungen ausgestellt sind. Unser Anliegen ist es, Appetit zu wecken für eigenerprobte und für lecker befundene Speisen. Wir halten uns nicht an die alte Regel unserer Vorfahren: „Morgens wie ein Kaiser, mittags wie ein König, abends wie ein Bettelmann". Seit einigen Jahren ziehen wir es vor, zum Frühstück nur Flüssiges zu uns zu nehmen und fühlen uns damit hervorragend und voll leistungsfähig. Wir sind der Meinung, dass es neben Gewohnheiten große individuelle Unterschiede gibt, zu welchem Zeitpunkt eine Mahlzeit vorzugsweise eingenommen wird. Den Frühstücksmuffeln sei gesagt, sie können getrost erst gegen Mittag die erste feste Nahrung zu sich nehmen, ohne einen Mangel zu erleiden. Andere ziehen es vor, am Abend nichts mehr zu essen, was natürlich den Vorteil hat, dass der Schwerpunkt der Verdauungsarbeit nicht in die Nacht gelegt wird. In jedem Falle sollte es pro Tag nur drei Mahlzeiten geben. Für den gesunden Organismus sind auch kleine Zwischenmahlzeiten unnötig und sollten vermieden werden, um den Verdauungsorganen eine Ruhepause zu gönnen.

- Wir beginnen mit
  - › 1 Glas Wasser mit einem Schuss frisch gepresstem Zitronensaft
  - › 1 große Tasse frischgemahlenem, aufgebrühtem Kaffee (ca. 350 ml) mit Sojamilch
  - › 1 große Tasse Tee aus Roisbos, Ingwerscheiben und später zugefügtem Macha-Grüntee mit Hafersahne und Sojamilch
- Unsere erste Mahlzeit findet in der Zeit zwischen 12.30 und 13.30 Uhr statt. Meist gibt es zu diesem Zeitpunkt ein warmes Essen, vorweg allerdings immer aus den genannten Gründen einen Rohkost-Salat.
- Nachmittags trinken wir wieder eine große Tasse Tee, dazu gibt es ab und zu selbstgebackenes Vollkornbrot mit Butter, vegetarischem Aufstrich und, seltener, Käse
- Als Abendessen gibt es meistens das von uns heiß geliebte Frischkorn-Müsli. Trotz der großen sättigenden Portion genießen wir anschließend häufig noch ein Schälchen Studentenfutter, das wir uns selbst mischen aus Walnüssen, Mandeln, Cashew-Kernen und Rosinen.
- Wenn es dann immer noch „Löcher im Bauch" zu stopfen gibt, muss die dunkle Schokolade her.

Uns bekommt diese Ernährungsweise ausgezeichnet und lässt uns auch sehr gut schlafen. Bei bestimmten Anlässen, z.B. Einladungen am Abend, Restaurantbesuchen, essen wir dann schon mittags unser Frischkorn-Müsli.

Frischkorn-Müsli

schnelles Frischkorngericht

3 EL Hafer (ca. 60 g) und 1 EL Leinsamen, frisch geschrotet/ gequetscht, in Leitungswasser zu einem Brei verrühren, dazu (ohne lange Wartezeit) als weitere Zutaten: 250 g Obst nach Wahl (Äpfel, Birnen, Pflaumen, Beerenobst, Bananen, Orangen, Pampelmusen, Kiwi, Weintrauben, Feigen, Ananas usw.), 2 EL Joghurt bzw. „Soja-Joghurt" oder Schlagsahne, 1–2 EL Zitronensaft, je 1 EL Kürbis-, Sonnenblumen-Kerne oder gehackte Walnüsse, evtl. 1 Schuss Fruchtsaft

klassisches Frischkorngericht

3 EL Getreide (ca. 60 g, nach Wahl Weizen, Dinkel, Hirse, Roggen, einzeln oder gemischt) mit 1 EL Leinsamen frisch schroten bzw. quetschen, in Leitungswasser als Brei für 4–12 Stunden einweichen. Alles übrige wie „schnelles Frischkorngericht"

Rohkost-Salate

Wildkräuter – leisten im Frühjahr einen guten Beitrag zur Entschlackung: Löwenzahn, Bärlauch, Brennnessel, Gänseblümchenblüten, Sauerampfer, Rucola. Sauce: Vinaigrette (Essig, Öl, Senf, Pfeffer, Salz)

Möhren – heute zu Unrecht missachtet: feinraspeln, gut zu kombinieren mit
• Apfel, Kräutern (Schnittlauch, Petersilie, Dill). Sauce: Vinaigrette oder Zitronensaft + Joghurt

Blumenkohl – macht satt und schlank: feinhobeln, gut zu kombinieren mit
- dem unteren Stück der Lauchstange (ebenfalls sehr fein schneiden), Sauce: herzhaft mit Meerrettich, Apfelessig, Nussöl
- Nüssen, Sauce: saure Sahne, Öl, Zitronensaft, zerdrückte Banane, Meerrettich, weißer Pfeffer, Honig nach Geschmack

Fenchel – gut verträglich, auch für den empfindlichen Darm: feinhobeln oder feine Julien-Stifte, Fenchelgrün fein hacken. Gut zu kombinieren mit
- Orange und Apfel. Sauce: Bananensauce (siehe Blumenkohl)

Rote Bete – ganzjährig und sehr preiswert, ein Jungbrunnen für unseren Körper
Knolle nicht schälen, gut waschen/bürsten, fein raspeln, gut zu kombinieren mit
- Äpfeln. Sauce: Zitrone, Öl
- sauren Gurken, Zwiebeln, Kräutern (Petersilie, Dill), Sauce: Vinaigrette mit Meerrettich

Knollensellerie – unscheinbar, aber gut angemacht ein würziger Knüller, Knolle schälen und fein raspeln. Gut zu kombinieren mit
- frischer Ananas und Walnüssen, Sauce: Zitronensauce (evtl. Joghurt/saure Sahne)
- sauren Gurken, Kapern, Kresse. Sauce: Essig, Öl, Meerrettich (Achtung! Sellerie nach dem Raspeln sofort mit Sauce vermengen, wird sonst braun)

Spitzkohl – ein Verwandter des Weißkohls, aber zarter und für Rohkost besonders gut geeignet: Kohl fein hobeln oder mit dem Messer in dünne Streifen schneiden (Weißkohl sollte nach dem Hobeln mit der Hand geknetet werden!). Gut zu kombinieren mit
- Äpfeln, Paprika (farblich macht sich roter sehr gut), Kräutern und, unabdingbar, Zwiebeln (die roten sind milder im Geschmack). Sauce: Vinaigrette oder mild mit Sahne

Sauerkraut – roh (!), der sogenannte Darmputzer, frisch nur in den Wintermonaten, gut zu kombinieren mit
- Zwiebeln, Äpfeln oder frischer Ananas. Sauce: Öl, Pfeffer, Kümmel, Koriander

Broccoli – schmeckt auch roh besonders lecker: fein hobeln, den Stiel vorher schälen und mit verwenden, gut zu kombinieren mit
- klein gewürfeltem Paprika (rot oder gelb), sauren Gurken und Kapern. Sauce: Vinaigrette

Chinakohl – Im Geschmack sehr neutral, kann vielfältig mit anderem Gemüse/Obst kombiniert werden: halbieren, Strunk entfernen und in feine Streifen schneiden, gut zu kombinieren mit
- Paprika, Tomaten (im Winter Trockentomaten!), Oliven, fein gehobelter Möhre. Sauce: Vinaigrette
- Mandarinen und anderem Obst. Sauce: lieblich, Zitrone, Joghurt/Sahne/Honig

Auch junger Spinat, Kürbis, Wirsing, Rosenkohl, Rotkraut, Pastinaken, sogar Grünkohl lassen sich zu Rohkost-Salaten verarbeiten. Wir allerdings essen diese Gemüse meistens lieber gegart.

Weitere wichtige Zutaten:

Sprossen sind wahre Vitaminbomben und voller bioaktiver Substanzen. Einfach selbst zu ziehen, sollten sie, besonders in den Wintermonaten, regelmäßig auf dem Speiseplan stehen.

Knoblauch steht an der Spitze der Lebensmittel, die einen positiven Einfluss auf unsere Gesundheit haben, wird aus Angst vor Geruchsbelästigung aber wenig verwendet. Zu einer würzigen Vinaigrette passt er immer. Tipp zur Geruchsminderung: gepressten Knoblauch in Öl wälzen.

Kräuter sollten so oft wie möglich frisch verwendet werden, sind in den Wintermonaten allerdings rar, daher Empfehlung: z.B. Trockendill.

Es empfiehlt sich, den Salat mit Ölsaaten (Sonnenblumen-, Kürbiskerne, Sesam, Leinsamen) zu überstreuen, die Sättigung hält dann länger an, und auch geschmacklich bringt es eine nussige Note.

Empfehlungen

- Zutaten sollten alle aus ökologischem Anbau stammen (auch Gewürze!!!)
- zur Vermeidung langer Transportwege möglichst regionale Produkte
- vorwiegend in der Hauptsaison kaufen (Saison-Kalender!)
- vorzugsweise Olivenöl (auch Walnuss-, Raps- oder Leinöl). Sonnenblumenöl und Distelöl nur selten verwenden, da es ein ungünstiges Omega-6/Omega-3-Verhältnis aufweist.
- Aufbewahrung an einem kühlen, dunklen Ort (alle hier vorgestellten Gemüsearten sind im Kühlschrank oder Keller, wenn sie frisch gekauft wurden, etwa eine Woche lang haltbar).

Obige Rezepte sind nur Beispiele und sollten nach Lust und Laune abgewandelt werden. Die Zerkleinerungsart ist zwar erprobt, aber natürlich nicht zwingend. Die Vorschläge für die Kombinationen verschiedener Gemüse- und Obstsorten sowie die Salatsaucen bilden nur einen kleinen Ausschnitt aus der unendlichen Vielfalt der Zubereitungsmöglichkeiten. Phantasie und Experimentierfreude sind gefragt, um diese, meist ungewohnte, aber für unsere Gesundheit so segensreiche Kostform in den täglichen (!) Speiseplan aufzunehmen. Die Frage nach der Verträglichkeit der Rohkost wird oft nicht korrekt beantwortet. Das Dilemma ist: Ein kranker Darm kann anfangs empfindlich reagieren, manchmal mit heftigen Schmerzen. Doch gerade ihm kann ursächlich nur mit Rohkost geholfen werden. Dies

muss natürlich behutsam und mit professioneller Begleitung geschehen. In jedem Falle trägt ein gesunder Darm ganz erheblich zur allgemeinen Gesundheit und zum Wohlbefinden bei!

„Sättigungsbeilagen"

Persischer Reis

2 Tassen Basmati-Vollkorn-Reis, 2 Tassen Wasser, 2 große Kartoffeln, 3 EL Olivenöl, Salz

Wasser zum Kochen bringen, Reis einstreuen und in 20–25 min
bei niedriger Temperatur fast gar kochen. Den Boden einer Brat-
pfanne mit Olivenöl bedecken. Die geschälten und fein gehobelten
Kartoffeln gleichmäßig auf dem Pfannenboden verteilen. Den
gesalzenen Reis darüber geben, alles kurz bei hoher Temperatur
anbraten. Wenn die Kartoffeln hörbar bruzzeln, die Hitze
drosseln. Nach etwa 20 min sollten die Kartoffeln knusprig sein.

Bratkartoffeln, nicht nur für Studenten

600 g vorwiegend festkochende Kartoffeln, 1 große Zwiebel,
Oliven-Öl, 100 g Studentenfutter, Bratkartoffelgewürz

Kartoffeln kochen, pellen und in Würfel oder Scheiben schneiden. Zwiebel würfeln und beides in Olivenöl (Menge nach Geschmack) braten, ab und zu wenden, zuletzt das Gewürz und das
Studentenfutter unterheben. Variante: rohe, in Scheiben geschnittene Kartoffeln verwenden. Hier empfiehlt es sich, die Kartoffeln ca. 15 min zugedeckt, anschließend ohne Deckel zu garen.

Rosmarin-Kartoffeln

pro Kopf 1 große Kartoffel, 1 Knoblauchzehe und frischen Rosmarin, Salz, Rapsöl

Kartoffeln schälen (neue Kartoffeln nur bürsten), halbieren und in Halbmonde schneiden. Leicht salzen und 15–20 min Wasser ziehen lassen, das Wasser gut abgießen. Über die Kartoffeln etwas Rapsöl geben, alles gleichmäßig auf einem Backblech verteilen. Den in Scheiben geschnittenen Knoblauch und abgezupften Rosmarin darüber streuen. Im vorgeheizten Ofen bei 200°C Umluft in 20–30 min backen, bis die Kartoffeln leicht gebräunt sind, zwischendurch alles einmal umwenden.

Linsenbrei orientalisch

2 Tassen rote Linsen, 4 Tassen Wasser, 2 TL Gemüsebrühe, 2 EL Apfelessig, Curcuma, Paprika, Pfeffer, Cumin, Zimt

Linsen waschen, in reichlich Wasser ca. 1 Stunde einweichen, abgießen und anschließend 15 min sanft kochen lassen, ohne Brühe bzw. Salz. Mit den übrigen Zutaten kräftig abschmecken, dann mit einer Gabel durchschlagen oder pürieren.

Gemüse

Brennnesseln

500 g junge Brennnesseln bzw. die obersten Blätter der noch nicht blühenden Pflanze, 1 große Zwiebel, evtl. 3 Knoblauchzehen, Olivenöl, 3 TL Gemüsebrühe, Pfeffer, Paprika, Curry

Brennnesseln gut waschen, harte Stiele entfernen, kurz in eigenem Saft weich kochen, zu viel Flüssigkeit abgießen. Zwiebel, klein geschnitten, in Öl braten, Knoblauch am Schluss kurz mit anschmoren, zu den Brennnesseln geben, Brühe und Gewürze hinzufügen, und das Ganze mit dem Zauberstab pürieren.

Hamburger Linsen

500 g braune oder grüne Linsen, 500 ml Wasser, 3 TL Gemüsebrühe, 3 EL Balsamico-Essig, je 200 g Möhren, Lauch, Knollensellerie, 1 große Zwiebel, 150 g Backpflaumen, Öl, Thymian, gemahlener Kümmel, 1 Prise Chilipulver, 5 cm langes Ingwerstück (klein geschnitten)

Linsen einige Stunden einweichen, dann waschen, in ½ Stunde garkochen. Gemüse klein schneiden, Zwiebel und Ingwer in Öl glasig schmoren, Gemüse hinzufügen und mit wenig Wasser, zugedeckt, in 15–20 min garen, zu den Linsen geben. Essig, Gewürze, Brühe und zuletzt die geviertelten Backpflaumen hinzufügen.

Lauch und Möhren mit Kokosmilch

500 g Lauch, 500 g Möhren, 3 EL Olivenöl, 1 Tasse Gemüsebrühe, 1 Dose (400 ml) Kokosmilch, 2–3 EL Vollkornmehl,
Pfeffer, Muskat, evtl. Kräutersalz

Lauch in Ringe schneiden, Möhren stifteln. Das Gemüse in
Olivenöl andünsten, mit der Gemüsebrühe ablöschen, Gewürze hinzufügen und zugedeckt 15–20 min garen. Zuletzt die
Kokosmilch dazugeben, mit Vollkornmehl die Soße binden,
d.h. das Mehl über das Gemüse streuen, umrühren, kurz auf-
kochen lassen.

Bratlinge

Nussbratlinge

150–200 g in Wasser eingeweichtes Vollkornbrot, 100 g ge-
mahlene Haselnüsse, 100 g geriebener Käse (Variante: veganer
Reibkäse), 100 g fein gewürfelte Zwiebeln, 1 EL Senf, Salz,
Pfeffer, Öl

Brot leicht ausdrücken, mit den übrigen Zutaten vermischen
und zu etwa 12 Frikadellen formen. Falls der Teig zu weich
ist, noch 1–2 EL Mehl hinzufügen. In heißem Olivenöl gold-
braun braten.

Grünkern-Bratlinge

250 g Grünkern, mittelgrob geschrotet, ½ l Wasser, 2 TL Ge-
müsebrühe-Pulver, 100 g geriebener Käse, 2 EL Vollkornmehl,
2 EL frische Kräuter bzw. 2 TL Trockenkräuter, Salz, Pfeffer, Öl

Wasser mit Gemüsebrühe zum Kochen bringen, Grünkern
einstreuen, 15 min auf ausgeschalteter Kochplatte ausquellen
lassen, öfter umrühren (Anbrenngefahr!). Grünkern etwas ab-
kühlen lassen, mit den übrigen Zutaten vermengen. Evtl. noch
mit etwas Mehl verfestigen. Flache Frikadellen formen und in
Öl knusprig braten.

Gemüsepuffer

250 g Möhren, 250 g Lauch, 500 g Kartoffeln, 2 EL Öl, 1 große
Zwiebel, 4 Eier, 1 Becher saure Sahne, 4 EL Vollkornmehl, Salz,
Pfeffer, Paprika, Öl

Gemüse fein raspeln bzw. schneiden und in Öl unter ständigem
Rühren ca. 5 min bei mittlerer Hitze schmoren. Übrige Zutaten untermischen. Die Masse esslöffelweise in die Pfanne mit
heißem Öl geben und bei mittlerer Temperatur von beiden
Seiten backen.

Linsenbratlinge

200 g rote Linsen, 400 ml Wasser, 200 g Tofu, 50 g Haferflocken, 1 EL Sojasauce, Curry, Cumin, Pfeffer, Öl

Gewaschene Linsen in ungesalzenes, kochendes Wasser geben
und 15 min lang bei schwacher Hitze quellen lassen. Tofu mit
einer Gabel zerdrücken, Haferflocken und Gewürze mit den

übrigen Zutaten vermengen und Bratlinge formen. Diese in heißes Öl geben und von beiden Seiten braten.

Anmerkung: Bei Gewürzen gibt es keine Mengenangaben, da dies Geschmackssache ist und von den persönlichen Vorlieben abhängt.

Backen mit dem vollen Korn

Brennnessel – Quiche

250 g Vollkornmehl mit 8 EL Olivenöl, 10 EL Wasser und ½ TL Salz zusammenkneten, 30 min ruhen lassen. 200 g Zwiebeln in 4 EL Olivenöl dünsten, 3 fein gehackte Knoblauchzehen und Provence-Gewürz dazu. 750 g Brennnesseln in Gemüsebrühe kurz kochen, abgießen, ausdrücken und klein schneiden. Alles mit 2 Eiern und 1 Becher saurer Sahne vermischen, würzen mit Pfeffer, Salz, Muskat, 1 MSP Piment. Teig in Springform auswalzen, mit der Gemüsemischung belegen und mit 12 Scheiben Ziegenkäse garnieren. 30 min mit Umluft bei ca. 180°C backen.

Rote Bete – Quiche

Teig: 150 g Mehl (Dinkelvollkorn), 75 g gemahlene Mandeln, 90 g Butter, 1 Ei, abgeriebene Schale 1 Zitrone, frisch geriebene Muskatnuss, 1 TL Kräutersalz

Aus den Zutaten eine Knetteig bereiten, ½ Stunde ruhen lassen, in leicht gefettete Springform geben, Rand formen, Teigboden mit Gabel mehrmals einstechen.

Belag: 750 g Rote Bete, 150 g (Frühlings-)Zwiebeln, 1–2 Knoblauchzehen, 3 EL Olivenöl, 1–2 TL Kümmel, Salz, Pfeffer, 200 g Crème fraîche bzw. saure Sahne, 100 g Ziegen-/Schafskäse, 75 g gehackte Mandeln, 20 g Butterflöckchen

Zerkleinerte Zwiebeln mit Knoblauch kurz in Olivenöl andünsten, Rote Bete in Stifte hobeln, hinzufügen und fast gar dünsten, würzen, mit saurer Sahne vermengen und auf dem Teigboden verteilen. Schafskäse und Mandeln darüber streuen, mit Butterflöckchen belegen, bei 180° Umluft 30–40 min backen

Sauce: je 200 g Joghurt und saure Sahne, Kräutersalz, Pfeffer, Petersilie oder Dill, nach Belieben auch gepresster Knoblauch Aus diesen Zutaten eine Sauce bereiten und gesondert dazu reichen.

Rustikales Bier-Brot

500 g Dinkel- und 150 g Roggen-Vollkornmehl, ½ l alkoholfreies Hefeweizenbier, 1/2 Würfel Hefe, 1–2 TL Salz. Variante: je 2 EL Sonnenblumenkerne, Kürbiskerne, Leinsamen o.a., Sesamkörner oder Vollkornmehl zum Ausstreuen der Form

Hefe mit dem warmen Bier verrühren, die übrigen Zutaten hinzufügen, mit Rührgerät ca. 10 min verkneten. In gefettete Kastenform füllen, auf unterste Schiene in beleuchteten Backofen stellen (30°–35° C) und solange gehen lassen, bis die Oberkante der Form erreicht ist. Backofen vorheizen und bei 200° C ohne Umluft 60 min backen. Brot aus der Form kippen und nochmals 10 min im abgeschalteten, heißen Ofen lassen.

Gewürzvorschläge:Kümmel, Koriander, Anis (alles gemahlen), eventuell noch eine Kräutervariante mit Dill oder Schabziger Klee.

Marens Knäckebrot

für 2 Backbleche: 350 g Dinkel-Vollkornmehl, 150 g gemahlene
Hirse, 50 g Sesamkörner, 1–2 TL Salz, 6 EL Olivenöl, 250 ml
Wasser

Mehl mit Salz, Sesam, Olivenöl und kaltem Wasser durchkneten,
30 min ruhen lassen. Teig auf gefettetem Backblech mit Nudel-
holz gleichmäßig auswalzen und in gewünschte Portionsgrößen
einteilen. In vorgeheizten Backofen schieben, bei 170° Umluft
ca. 40 min backen.

Variante: Teig vor dem Backen mit geriebenem Emmentaler
bestreuen.

Süßer Genuss ohne Reue

Marens Schoko-Kuchen

150–200 g Datteln – eingeweicht und püriert, 100 g Haselnüsse –
fein gerieben, je 100 g dunkle Schokolade und Butter (zusammen
im Wasserbad erwärmt), 200 g Dinkelkörner – fein gemahlen,
2 TL Weinstein-Backpulver, 50 g Cranberries oder Rosinen
(nach Belieben), 2 EL dunkler Kakao, 3–4 Eier – getrennt

Alles zusammenrühren, bis der Teig vom Löffel reißt, falls zu
fest, noch ca. 1/8 l Sojasahne hinzufügen, zuletzt den steif ge-
schlagenen Eischnee unterheben und alles in eine gefettete und
bemehlte Kuchenform füllen. Im Backofen bei 175°C Umluft
auf 2. Schiene von unten ca. 50 min backen, dann noch 10 min
im ausgeschalteten Ofen stehen lassen. Garprobe mit Holzstäbchen machen.

Davids Amaranth-Riegel

80 g Kakaobutter im Wasserbad schmelzen, 60 g gepoppter Amaranth, ½ TL Vanille, 20 g gehackte, geröstete Mandeln, 40 g getrocknete Aprikosen, 60 g Honig, 50 g Mandelmus, 10 g Kakao, 1/2 TL gemahlener Zimt und 1 Prise Meersalz

Zutaten miteinander vermengen und mit der geschmolzenen Kakaobutter verrühren, in einer kleinen rechteckigen Form ausstreichen. 60 min im Kühlschrank ruhen lassen, dann mit einem Messer in Riegel schneiden.

Marzipan-Kuchen

200 g Marzipan, 100 g Cranberries, 120 g Butter, 3 Eier, ½ Päckchen Backpulver, Bourbon-Vanille, 200 g feingemahlenes Dinkel-Vollkornmehl, 5 EL Mohn (gequetscht), abgeriebene Schale einer Orange. Mit Weißwein oder Sojamilch verrühren, bis der Teig locker vom Löffel reißt, in eine Form füllen und mit 175°C Umluft etwa 60 min backen (Garprobe mit Holzstäbchen).

Kaltes Buffet

Marinierte Champignons

in Scheiben geschnittene Champignons kurz in Olivenöl braten, mit Sojasauce und Balsamico-Essig ablöschen, mit Pfeffer und Curcuma würzen

Marinierte rote Zwiebeln

nach demselben Rezept wie marinierte Champignons zubereiten, allerdings ist die Garzeit länger: kleine rote Zwiebeln ca. 20 min in Deckelpfanne garen, bis sie weich sind, größere Zwiebeln halbieren bzw. vierteln.

Senf-Eier

hartgekochte Eier pellen und halbieren, die Eigelbe herauslöffeln und mit reichlich mittelscharfem Senf und Frischkäse zu einer cremigen Masse verrühren (falls zu fest, noch etwas Milch oder Sahne hinzufügen), mit edelsüßem Paprika, Pfeffer und evtl. etwas Salz würzen. Die Masse in die Eihälften füllen und mit Schnittlauch bestreuen.

Salat aus Belugalinsen

500 g Linsen nach Packungsanweisung garen. Die noch warmen Linsen mit einer kräftigen Marinade aus Balsamico-Essig und Olivenöl begießen. Das Weiße einer Lauchstange in kleine Röllchen schneiden, eine rote Paprikaschote sowie saure Gurken, beides klein gewürfelt, zufügen. Auch einige Kapern passen gut zu diesem pikanten Gericht.

Hummus

üblicherweise aus Kichererbsen, wollen wir hier eine Variante aus grünen (tiefgefrorenen) Erbsen vorstellen: 300 g Erbsen kurz in wenig Wasser dünsten. 3 gepresste Knoblauchzehen, 3 EL Olivenöl, 2 EL Tahin (Sesampaste), 2 EL Zitronensaft, Kräutersalz und Pfeffer zufügen. Alles mit Pürierstab zu einer cremigen Paste verarbeiten, mit Petersilie garnieren.

Knoblauchbutter

1/8 Pfund Butter mit 1 gepressten Knoblauchzehe, Kräutersalz, getrocknetem oder frischem Dill und Schabziger Klee verrühren.

Avocado-Creme

Eine reife Avocado mit 2 TL Zitronensaft pürieren bzw. mit einer Gabel zerdrücken. 100 g Frischkäse oder Gorgonzola untermischen, evtl. mit etwas Salz abschmecken (Käse ist oft schon salzig genug!)

Oliven-Trockentomaten in Öl

2–3 Knoblauchzehen in dünne Scheiben schneiden und in 2 EL Olivenöl einlegen, 1 TL Provence-Gewürz, Paprika und etwas Piment hinzufügen. Ein paar getrocknete Tomaten in kleine Stücke schneiden, mit kochendem Wasser überbrühen und ca. 1 Stunde weichen lassen, anschließend mit kernlosen Kalamata-Oliven (1 Glas) und dem Knoblauchöl vermischen.

Gebratenes Gemüse

z.B. Zucchini, Auberginen, Paprika in Scheiben schneiden. Auberginenscheiben einsalzen und nach 20 min das ausgetretene Wasser mit Küchenpapier abtupfen. Das Gemüse separat in Olivenöl weich braten, auf einer Platte nebeneinander dekorativ anrichten. Dazu eine Knoblauch-Joghurt-Sauce reichen: gepressten Knoblauch mit 1 EL Olivenöl vermengen, je 200 g Joghurt und saure Sahne zufügen, dazu frische Petersilie, Pfeffer und Kräutersalz

Nudelsalat aus Trautheim

500 g gegarte Vollkorn-Spaghetti, 1 große gebratene Zwiebel, 2 gewürfelte rohe Paprikaschoten, 4–8 saure Gurken (je nach Größe), 1 kleine gewürfelte Peperoni-Schote, 5 gewürfelte Tomaten, 1 EL Kapern. Dazu eine Sauce aus je 6 EL Apfelessig und Rapsöl, 1 EL Senf, 1 Knoblauchzehe und viele frische Kräuter (Dill, Petersilie, Schnittlauch). Salat sollte 1–2 Stunden ziehen.

Hamburger Kartoffelsalat

1 klein gewürfelte Zwiebel mit etwas kochendem Wasser überbrühen, 2 TL Gemüsebrühe, viel Pfeffer, Apfelessig, Rapsöl und Kräutersalz dazugeben. 500 g Pellkartoffeln in Scheiben, dazu 1 roter Apfel, 2–3 gewürfelte saure Gurken und frische Kräuter unterrühren.

Danksagung

Dass unser Buch nach vielen Jahren nun vollendet ist, verdanken wir einerseits unserem Bedürfnis, helfen zu wollen. Was uns manchmal als missionarischer Übereifer vorgehalten wurde, hat uns nicht bremsen können, Einblick in die komplizierten Zusammenhänge des menschlichen Stoffwechsels zu bekommen. Das Prinzip von Ursache und Wirkung ließ und lässt uns immer noch staunen. Mehr denn je sind wir heute überzeugt, dass wir unser körperliches und seelisches Wohlbefinden beeinflussen können. Führen wir uns noch einmal den Gesundheitstempel vor Augen: Wir haben ihn auf fünf Säulen gestützt, die uns wichtig erscheinen. Einen Schwerpunkt hat in unserem Buch die Ernährung bekommen, weil wir erfahren haben, dass auf diesem Gebiete viel Halbwissen und Unsinn verbreitet wird.

Wir möchten an dieser Stelle all jenen Wissenschaftlern danken, von denen wir viel gelernt haben und die uns mit ihren nachvollziehbaren Erkenntnissen ermutigten, dieses Buch zu schreiben. Max Bircher-Benner haben wir ein ganzes Kapitel gewidmet, weil er uns mit seinem unerschütterlichen Drang, Menschen Leid zu ersparen, ein wahrhaftig großes Vorbild ist. Doch auch Werner Kollath und Lothar Wendt haben mit ihren Forschungen auf dem Gebiet Gesundheit Unschätzbares geleistet. Erwähnen möchten wir noch David Servan-Schreiber, einen französischen Mediziner, dessen eigene Krankengeschichte uns sehr betroffen gemacht hat.

Ganz ausdrücklich bedanken wir uns bei Herrn Prof. Dr. Claus Leitzmann, der sich die große Mühe gemacht hat, unseren Text kritisch zu lesen und ein ermunterndes, unterstützendes Geleitwort dazu schrieb. Auch den anderen Fachleuten, die uns aktuell mit ihren Erkenntnissen bereicherten, sagen wir herzlichen Dank: dem Krebsbiologen Dr. Johannes F. Coy aus Darmstadt und dem Ökolandwirt Dr. Felix zu Löwenstein, den wir auf einer UGB-Tagung in Gießen mit einem eindrucksvollen Vortrag erleben durften und dessen Buch „Food Crash" wir verschlungen haben.

Unser Dank gilt aber auch unseren Patienten, die sich in unserer fast zehnjährigen Arbeit vertrauensvoll an uns wandten. Ihnen sei an dieser Stelle gesagt: Wir haben viel von euch gelernt!

Last, but not least haben unseren Dank Freunde und Bekannte verdient, die uns ermunterten und ermutigten, dieses Buch zu schreiben, und die sich geduldig unsere Überlegungen hierzu angehört haben.

Was unsere Söhne betrifft, so können wir es kaum mit Worten ausdrücken, wie wichtig sie uns seit ihrer Kindheit mit ihrer Unterstützung unserer Leidenschaft für Medizin und Gesundheit sind.

Literatur

1. **Andersen, G., Soyka, K.**: Lebensmitteltabelle für die Praxis. Der kleine Souci. Fachmann. Kraut. Stuttgart: Wissenschaftliche Verlagsgesellschaft, 2011
2. **Bartels, H., Bartels, R.**: Physiologie. Lehrbuch und Atlas. München: Urban & Schwarzenberg, 1987
3. **Bartholomäus, E.**: Oxidativer Stress muss neu bewertet werden. In: Deutsches Ärzteblatt 110/1–2, B6 (2013)
4. **Bauer, E. W. (Hrsg.)**: Biologie 2+3. Berlin: Cornelsen-Velhagen & Klasing, 1983
5. **Béliveau, R., Gingras, D.**: Krebszellen mögen keine Himbeeren. München: Wilhelm Goldmann Verlag, 2010
6. **Bircher, R.**: Gesünder durch weniger Eiweiß. Bad Homburg v. d. H.: Bircher-Benner Verlag, 1982
7. **Bircher, R.**: Bircher-Benner. Leben und Lebenswerk. Bad Homburg v. d. H.: Bircher-Benner Verlag, 1989
8. **Bircher, R.**: Geheimarchiv der Ernährungslehre. Friedrichsdorf: Bircher-Benner Verlag, 2001
9. **Bircher-Benner, M. O.**: Vom Werden des neuen Arztes. Dresden: Wilhelm Heyne Verlag, 1938
10. **Bircher-Benner, M. O.**: Ordnungsgesetze des Lebens. Bad Homburg v. d. H.: Bircher-Benner Verlag, 1989
11. **Birmanns, J.**: Gesundheit aus einem Guss. Lahnstein: emu-Verlag, 2006
12. **Bruker, M. O.**: Unsere Nahrung – unser Schicksal. Lahnstein: emu-Verlags-GmbH, 1994
13. **Busse, T.**: Die Ernährungsdiktatur. München: Karl Blessing Verlag, 2010
14. **Chobanian, A. V., Bakris, G. L., Black, H. R., Cushman, W. C. et al.**: Seventh report on the Joint National

Commitee on Preventection, Detection, Evaluation, and Treatment of High Blood Pressure. In: Hypertension 42 (6), 2003, abrufbar im Internet unter http://www.nhlbi.nih.gov/files/docs/guidelines/jnc7full.pdf

15. **Choi, H. K., Atkinson, K., Karlson, E.W., Willett, W., Curhan, G.**: Purine-rich foods, dairy and protein intake, and the risk of gout in men. In: N. Engl .J. Med. 350/11, 1093–1103 (2004)

16. **Coussens LM, Werb Z**: Inflammation and cancer. In: Nature 420, 860–867 (2002)

17. **Coy, J. F. et al.**: Molecular Cloning of Tissue-Specific Transcripts of a Transketolase-Related Gene: Implications for the Evolution of New Vertebrate Genes. In: Genomics 32, 309–316 (1996)

18. **Coy, J. F. et al.**: Mutations in the Transketolase-like Gene TKTL1: Clinical Implications for Neurodegenerative Diseases, Diabetes and Cancer. In: Clin. Lab. 51, 257–273 (2005)

19. **Coy, J. F., Franz, M.**: Die neue Anti-Krebs Ernährung. Wie Sie das Krebs-Gen stoppen. Gräfe und Unzer Verlag, München, 2009

20. **Deetjen, P., Speckmann, E.-J.**: Physiologie. Urban & Schwarzenberg Verlag. München. 1994

21. **DHL (Deutsche Hochdruckliga/Hrsg.)**: Leitlinien zur Behandlung der arteriellen Hypertonie. Heidelberg, 2008

22. **Dittrich, K., Leitzmann, C.**: Bioaktive Substanzen. Stuttgart: Georg Thieme Verlag, 1996

23. **Ferlay J., Soerjomataram I., Ervik M., Dikshit R., Eser S., Mathers C., Rebelo M., Parkin D.M., Forman D., Bray F., GLOBOCAN 2012 v1.0**: Cancer Incidence and Mortality Worldwide: IARC CancerBase No.11 (Internet). Lyon, France. IARC 2013.

24. **Fuchs, R.**: Functional Food. Medikamente in Lebensmitteln. Berlin: Ullstein Verlag, 1999

25. **Gaster, C.**: Umweltsubstanzen mit Hormonwirkung. In: UGB-Forum 5/11, 245–249 (2011)

26. **Gatenby, R. A. et al.**: Cellular adaptations to hypoxia and acidosis during somatic evolution of breast cancer. In: Brit. J. of Cancer 97 (5), 646–653 (2007)

27. **Gebbers, J.-O.**: Der Darm als Immunorgan. In: UGB-Forum 2/11, S. 63 (2011)

28. **Gerhäuser, C.**: Flavonoide & Glukosinolate. Bioaktiv gegen Krebs. In: UGB-Forum 2/13, 85–88 (2013)

29. **Grimm et al.**: A biomarker based detection and characterization of carcinomas exploiting two fundamental biophysical mechanisms in mammalian cells. In: BMC Cancer 2013, 13:569

30. **Gunter, M.J. et al.**: Insulin, Insulin-Like Growth Factor-I, and Risk of Breast Cancer in Postmenopausal Women. In: J Natl Cancer Inst 101: 48–60 (2009)

31. **Hamm, Michael**: Die 13 Wächter. Lebensmittel, die das Krebsrisiko senken. München: Knaur Ratgeber Verlag, 2003

32. **Heine, Hartmut**: Lehrbuch der biologischen Medizin. Stuttgart: Hippokrates Verlag, 2007

33. **Kamp, A., Schäfer, Chr.**: Gesund essen – fructosearm genießen. München: Gräfe und Unzer Verlag, 2007

34. **Knodel, H. et al.**: Linder Biologie. Lehrbuch für die Oberstufe. J. B. Metzlersche Verlagsbuchhandlung, Stuttgart, 1977

35. **Koerber, K. von, Männle, T., Leitzmann, C.**: Vollwert-Ernährung. Konzeption einer zeitgemäßen Ernährungsweise. Heidelberg: Karl F. Haug Verlag, 1981

36. **Kollath, W.**: Die Ordnung unserer Nahrung. Heidelberg: Karl F. Haug Verlag, 1998

37. **Kollath, W.**: Getreide und Mensch – eine Lebensgemeinschaft. 7. Auflage, Bad Homburg v. ds. H.: Helfer-Verlag E. Schwabe, ohne J.

38. **Kontogianni, M. D., Panagiotakos, D. B., Pitsavos, C., Chrysohoou, C., Stefanidis, C.**: Relationship between meat intake and the development of acute coronary syndromes: the CARDIO2000 case-control study. In: Eur. J. Clin. Nutr. 62/2. 171–177 (2008)

39. **Kouchakoff, P.**: Nouvelles lois de l'alimentation humaine basée sur la leucocytose digestive. Mémoires de la Société Vaudoise des Sciences naturelles (1927)
40. **Kreutzberger, St., Thurn, V.**: Die Essensvernichter. Köln: Kiepenheuer & Witsch Verlag, 2011
41. **Lach, G.**: Grenzen der Pestizidanalytik. Studie im Auftrag von Greenpeace (Hrsg.), Hamburg, 2008
42. **Langbein, K., Ehgartner, B.**: Das Medizinkartell. Die sieben Todsünden der Gesundheitsindustrie. München: Piper Verlag, 2002
43. **Langbein, S. et al.**: Metastasis is promoted by a bioenergetic switch: New targets for progressive renal cell cancer. In: Int. J. Cancer 122, 2422–2428 (2008)
44. **Leitzmann, C., v. Koerber, K., Männle, Th.**: Die Gießener Formel – Definition der Vollwert-Ernährung. UGB-Forum 10 (2), S.109 (1993)
45. **Leitzmann, C., Weiger, M., Kurz, M.**: Ernährung bei Krebs. München: Gräfe und Unzer Verlag, 2000
46. **Leitzmann, C., Keller, M.**: Vegetarische Ernährung. Verlag Eugen Ulmer, Stuttgart, 2013
47. **Leitzmann, C.**: Krebs. Ballaststoffe beugen vor. UGB-Forum 4/12, 189–191 (2012)
48. **Löwenstein, F. zu**: Food crash. Wir werden uns ökologisch ernähren oder gar nicht mehr. München: Pattloch Verlag (2011)
49. **Lützner, H.**: Richtig essen nach dem Fasten. München: Gräfe und Unzer Verlag, 1998
50. **Lützner, H.**: Rheuma und Gicht. Selbstbehandlung durch Ernährung. München: Urban & Fischer Verlag, 2001
51. **Lützner, H.**: Wie neugeboren durch Fasten. München: Gräfe und Unzer Verlag, 2002
52. **Mayr, P., Stossier, H.**: Gesund leben durch die Eiweiß-Abbau-Diät. Heidelberg: Karl F. Haug Verlag, 2000
53. **Müller-Sievers, K.**: „Erhöht Eisen das Risiko für Diabetes?" In: UGB-Forum 6/06. Leserbrief, UGB-Forum 4/07, S.199 (2007)

54. **Peek, R. M., Mohla, S., DuBois, R. N.**: Inflammation in the genesis and perpetuation of cancer: summary and recommandations from a national cancer institute-sponsored meeting. In: Cancer Research 65 (19), 8583–8586 (2005)

55. **Peters, A.**: Das egoistische Gehirn. Berlin: Ullstein Verlag, 2011

56. **Plant, Jane**: Your Life in Your Hands. London: Virgin Books, 2006

57. **Pollan, M.**: LEBENSMITTEL. München: arkana-Verlag, 2009

58. **Pschyrembel, W.**: Klinisches Wörterbuch. Berlin: Walter de Gruyter Verlag, 2002

59. **Rajpathak, S. et al.**: Iron intake and the risk of type 2 diabetes in women. A prospective cohort study. In: Diabetes Care 29:1370–1376, 2006

60. **Roche Lexikon Medizin**, München: Urban & Schwarzenbach, 1987

61. **Rütting, B.**: Mein neues Kochbuch. Schlemmereien aus der Vollwertküche. München: Mosaik Verlag, 1984

62. **Rütting, B.**: Essen wir uns gesund. München: Goldmann, 2004

63. **Runow, K.-D.**: Der Darm denkt mit. München: Südwest Verlag, 2011

64. **Rusch, K.**: Power für die Darmbakterien. In: UGB-Forum 4/12, S.166 (2012)

65. **Schmiedel, V.**: Ganzheitliche Diätetik. Ernährungsformen, Heilfasten, Orthomolekulare Medizin. München: Urban & Schwarzenberg Verlag, 1998

66. **Schneider, E.**: Nutze die Heilkraft unserer Nahrung. Hamburg: Saatkorn Verlag, o. J.

67. **Selye, H.**: Stress – mein Leben. Frankfurt a. M.: Fischer Taschenbuch Verlag, 1984

68. **Servan-Schreiber, D.**: Die Neue Medizin der Emotionen – Stress, Angst, Depression: Gesund werden ohne Medikamente. München: Goldmann, 2006

69. **Servan-Schreiber, D.**: Das Antikrebs-Buch. München: Verlag Antje Kunstmann GmbH, 2011

70. **Schettler, G. (Hrsg.)**: Innere Medizin. Ein kurzgefaßtes Lehrbuch. Stuttgart: Georg Thieme Verlag, 1984

71. **Schönfelder, G.**: Hormonwirksame Substanzen – Gefahr für die Umwelt? UGB-Tagung, Vortrag, Gießen, 2011

72. **Spork, P.**: Der zweite Code: Epigenetik – oder: Wie wir unser Erbgut steuern können. Reinbek: Rowohlt TBV, 2012

73. **Stix, G.**: Bösartige Entzündungen. In: Spektrum der Wissenschaft, Dossier 3/09, 24–31 (2009)

74. **Strunz, U.**: Das neue Anti-Krebs-Programm. Dem Krebs keine Chance geben. So schalten Sie die Tumorgene ab. München: Wilhelm Heyne Verlag, 2012

75. **Vang, A., Singh, P. N., Lee, J. W., Haddad, E. H., Brinegar, C. H.**: Meats, processed meats, obesity, weight gain and occurrence of diabetes among adults: findings from Adventist Health Studies. In: Ann. Nutr. Metab. 52/2, 96–104 (2008)

76. **Visintainer, M. A., Volpicelli, J. R., Seligmann, M. E. P.**: Tumor rejection in rats after inescapable or escapable shock. In: Science 216, 437ff. (1982)

77. **Voet, D., Voet, J. G.**: Biochemie. Weinheim: VCH Verlagsgesellschaft, 1992

78. **Warburg, O., Posener, K., Negelein, E.**: Über den Stoffwechsel der Carcinomzelle. Biochem. Z. 152 (51), 309–344 (1924)

79. **Weill, P., Schmitt, B., Chesneau, G., Daniel, N., Safraou, F., Legrand, P.**: Effects of introducing linseed in livestock diet on blood fatty acid composition of consumers of animal products. In: Annals of Nutrition and Metabolism 46 (5), 182–191 (2002)

80. **Wendt, L.**: Krankheiten verminderter Kapillarmembranpermeabilität. Heidelberg: Karl F. Haug Verlag, 1985a

81. **Wendt, L.**: Die essentielle Hypertonie der Überernährten. Heidelberg: Karl F. Haug Verlag, 1985b

82. **Wendt, L., Petri, S.**: Eiweißfasten. Die Eiweißabbau-Diät. Heidelberg: Karl F. Haug Verlag, 1993

83. **Wilhelmi-Buchinger, M.**: Heilfasten ist nicht Hungern. Stuttgart: Hippokrates Verlag, 1990

84. **Wingler, K., Schmidt, H. H. H. W.**: Guter Stress, schlechter Stress – die feine Balance in Blutgefäßen. In: Deutsches Ärzteblatt 106/42, 677–684 (2009)

85. **Wittig, R., Coy, F. J.**: The role of glucose metabolism and glucose-associated signalling in Cancer. In: Perspectives in Medicinal Chemistry 2007: I 64–82

86. **World Cancer Research Fund/American Institute of Cancer Research**: Food, Nutrition, Physical Activity, and the Prevention of Cancer: a Global Perspective. Washington, DC: AICR (2007)

87. **Zulley, J.**: Mein Buch vom guten Schlaf. München: Goldmann Verlag, 2010

88. **Zylka-Menhorn, V.**: Der Dompteur der Gene. In: Deutsches Ärzteblatt 109/20, B884–885 (2012)

Die Autoren

Maren und Klaus Müller-Sievers führen seit
2004 eine eigene Praxis zur Gesundheits-
förderung. Dr. Klaus Müller-Sievers war
davor über 25 Jahre lang Leiter der Medizin-
physik-Abteilung in der Strahlentherapie des
Klinikums Darmstadt und Maren Müller-Sievers
war zuletzt Suchttherapeutin an der Klinik
Schloss Falkenhof in Bensheim. In ihrer Freizeit
musizieren die beiden gerne und interessieren
sich für Fremdsprachen und Lesen. Das Ehepaar
hat drei Söhne.

novum ◢ VERLAG FÜR NEUAUTOREN

Der Verlag

*Wer aufhört
besser zu werden,
hat aufgehört
gut zu sein!*

Basierend auf diesem Motto ist es dem novum Verlag
ein Anliegen neue Manuskripte aufzuspüren, zu ver-
öffentlichen und deren Autoren langfristig zu fördern.
Mittlerweile gilt der 1997 gegründete und mehrfach
prämierte Verlag als Spezialist für Neuautoren in
Deutschland, Österreich und der Schweiz.

**Für jedes neue Manuskript wird innerhalb
weniger Wochen eine kostenfreie, unverbind-
liche Lektorats-Prüfung erstellt.**

Weitere Informationen zum Verlag und
seinen Büchern finden Sie im Internet unter:

w w w . n o v u m v e r l a g . c o m

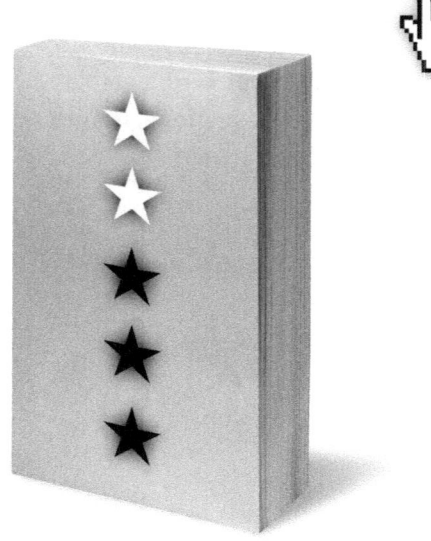